Die Sektionstechnik des Gehirns und des Rückenmarks
nebst Anleitung zur Befunderhebung

Von

Professor Dr. med. Berthold Ostertag
Direktor des Pathologischen Institutes
am Rudolf Virchow-Krankenhaus in Berlin

Mit 15 Abbildungen

Springer-Verlag Berlin Heidelberg GmbH

1944

ISBN 978-3-662-23969-8   ISBN 978-3-662-26081-4 (eBook)
DOI 10.1007/978-3-662-26081-4

Alle Rechte, insbesondere das der Übersetzung
in fremde Sprachen, vorbehalten.
Copyright 1944 Springer-Verlag Berlin Heidelberg
Ursprünglich erschienen bei Springer-Verlag OHG. Berlin 1944

Vorwort.

Die vorliegende Anleitung verdankt ihre Entstehung zwei Ursachen:

Einmal dem ursprünglichen Plan, eine Monographie der Hirnsektion (d. h. der Sektion des Zentralorgans, seiner weichen und knöchernen Hüllen) mitsamt einem historischen Abriß zu geben, der nicht zuletzt der wissenschaftlichen Begründung unserer Sektionsmethodik als *der* dem heutigen Forschungsstand zweckentsprechendsten dienen sollte. Dies mußte als weniger zeitnotwendig zurückgestellt werden.

Alsdann sollten einem größeren Kreise die Darstellung der von uns geübten Technik, die sich seit mehr als $1^1/_2$ Jahrzehnten vielfach bewährt, sowie die Grundlagen der Befunderhebung und die zweckmäßige Versorgung des Gehirns leicht zugänglich gemacht werden. Dies ist auch heute wichtig.

Die zunehmende Erkenntnis von der Bedeutung krankhafter Vorgänge in der Schädelhöhle — im Verlauf allgemeiner Erkrankungen, als Ursache unerwarteten Todes, deren richtige Erkennung und Bewertung bei wichtigen Erbkrankheiten und versicherungsrechtlichen Fragen — erheischt eine Technik, die auch vom Studenten schnell richtig zu erlernen, leicht durchzuführen und sicher anzuwenden ist und ein Höchstmaß an diagnostischen Möglichkeiten mit dem bloßen Auge, wie auch die spätere mikroskopische und wissenschaftliche Untersuchung gestattet.

Die Anwendung verschiedenen Druckes, ferner die ausführliche Beschriftung der Bilder wird die Benutzung der Anleitung erleichtern und das für den Studenten Wichtige übersichtlich hervorheben, auch dem noch wenig Geübten dazu verhelfen, nichts zu übersehen; für diesen sind die Bemerkungen über Fixierung und weitere Versorgung des Organs sowie die diagnostischen Hinweise bestimmt.

Vielfache Rücksprachen mit den im Wehrdienst tätigen Berufskameraden ließen die Überlegenheit unseres Vorgehens sowohl für die Sektion des frischen Gehirns wie für die spätere planmäßige Aufarbeitung erkennen.

Dem Verlag danke ich für die Durchführung des Druckes, vielen Fachgenossen, unter ihnen besonders Herrn Prof. *Spatz*, für Kritik und Anregung, Herrn Prof. *Hochstetter* für die gütige Überlassung eines Originalbildes (Abb. 1), meinem Mitarbeiter, Herrn Dr. *H. Klein* für die Unterstützung bei der Bearbeitung der historischen Daten.

Ich hoffe, daß dies Büchlein dem Studenten wie dem Arzt ein willkommener Wegweiser sein und unter den Fachgenossen Freunde finden möge. Wenn das Heft weiter dazu beiträgt, die Kenntnis von Aufbau und Erkrankung des Gehirns schon beim Studenten mühelos zu vertiefen, ferner eine einheitliche, dem heutigen Stand der Forschung gerecht werdende Technik zu erzielen, dann wird dies der Erkenntnis der allgemeinpathologischen Bedeutung des Zentralorgans nur förderlich sein.

Die endliche Drucklegung erlitt bedauerlicherweise Störungen, deren schnelle Behebung nur dadurch möglich war, daß im Einvernehmen mit dem Verleger Unerläßliches in einen Anhang aufgenommen wurde. Diese Gelegenheit wurde benutzt, um weitere Verbesserungen aus der Praxis heraus anzufügen, wovon besonders die Sektion der Wirbelsäule und des Wirbelkanals bei Kriegsverletzten erwähnt sei.

Berlin, im März 1944.

B. Ostertag.

Inhaltsverzeichnis.

Seite
I. Rückblick: Die Gehirnsektion vor *Virchow* und besondere Methoden der neueren Zeit 1
II. Die Sektionsmethode nach *Virchow* 3
III. Unsere Sektionsmethode 5
    a) Die Untersuchung des periencephalen Raumes 7
        Schädelkapsel und Dura 7
        Zisternengebiete 13
    b) Die Sektion des Gehirns 16
        Abweichungen bei Prozessen der hinteren Schädelgrube . 23
    c) Die Sektion des Wirbelkanals, Entnahme im Zusammenhang mit dem Gehirn 25
    d) Die Sektion des Neugeborenengehirns 27
    e) Weitere Maßnahmen am knöchernen Schädel 28
IV. Anleitung zur Befunderhebung mit Beispielen 30
V. Untersuchungsmethoden am frischen Gehirn 37
    a) Der Nachweis des Eisens 37
    b) Die Anwendung des Wasserstoffsuperoxyds 37
    c) Der Nachweis der Fettkörnchenzellen 38
    d) Die Schnelldiagnose am frischen Schnitt 38
VI. Die Frischerhaltung des Gehirns in situ 38
VII. Fixierung, Versorgung des sezierten Gehirns 38
VIII. Sektion des fixierten Gehirns nach *Spatz* 39
IX. Gehirn und Körperorgane 40
X. Schlußwort 44
XI. Anhang 45

> „Was ist das Schwerste von allen?
> Was Dir das Leichteste dünket,
> Mit den Augen zu sehen,
> Was vor den Augen Dir liegt!"
>
> *Goethe*, Xenien.

I. Rückblick: Die Gehirnsektion vor Virchow und besondere Methoden der neueren Zeit.

Alle heutigen Anleitungen zur Sektion der Schädelhöhle und des Gehirns gehen im Grunde auf die von *Virchow* angegebene Methode zurück. Offenbar ist es die Autorität des großen Meisters, die die Fachgenossen noch immer an seiner mehr oder weniger abgewandelten Technik der Sektion des Gehirns festhalten läßt. Doch ist jede Methode zeitbedingt. Zweck der *Virchow*schen Methode war, in der Vormikrotom- und vorfärberischen Ära möglichst viel mit bloßem Auge zu erkennen und zur Untersuchung am frischen Präparat sichtbar zu machen. Von *seinen* Fragestellungen und nach den Bedürfnissen *seiner* Zeit war er folgerichtig vorgegangen. Das, was zu *Virchow*s Zeiten zu erkennen war, waren Veränderungen, die uns heute als mehr oder minder grobe anmuten. Anderes, was erst später mittels gefärbter Mikrotomschnitte aufgedeckt werden konnte, war früher noch unbekannt. Um so größer ist, was ich stets hervorgehoben habe, das Verdienst *Virchow*s zu werten, der mit dieser Methodik so viele heute noch gültige Tatsachen hat finden können, unter denen besonders die richtige Erkennung und Klassifizierung der Angiome und das richtige Erfassen der Glia genannt seien.

Jede Methode ist von einer Fragestellung getragen: Die Bedeutung einer zweckgerichteten Technik geht auch aus der Geschichte der anatomischen Untersuchung des Gehirns eindeutig hervor. Sie kann nicht anschaulicher belegt werden, denn durch *das* Beispiel, daß *Varol* (1543—1575) die seinen Namen tragende Brücke entdeckte, als er bei systematischem Vorgehen das Gehirn mit der Basis nach oben legte und durch senkrecht gelegte Schnitte Hirnschenkel, Sehstreifen, Tractus opticus usw. freilegte.

Wer der antiken Auffassung vom Gehirn als einer Schleimmasse war, wird sich nicht um morphologisch faßbare Einzelheiten der Schleimmasse bemühen. Wo infolge traditionellen Irrtums im Gehirn nichts vermutet wurde, konnte auch keine Sektionstechnik des Gehirns erarbeitet werden. Daher ist die Frühgeschichte der Hirnanatomie zugleich eine Geschichte der Hirnsektion, die für viele Zeiten auch die geistesgeschichtlichen Zusammenhänge beleuchtet.

Sektionen zur Erforschung krankhafter Zustände wurden bis zum Ausgang des Mittelalters nicht vorgenommen. Die hervorragenden Ergebnisse des Aristoteles zur Anatomie und Physiologie stützten sich ausschließlich auf Tiersektionen und -versuche. Auch *Galen* (gest. 201 n. Z.) hatte, abgesehen von zufälligen seltenen Befunden an menschlichen Leichen, seine anatomischen und physiologischen Studien nur an Tieren gemacht, wobei er sich besondere Verdienste um die Kenntnis des zentralen Nervensystems durch eine schichtweise horizontale Abtragung von oben her erwarb. *Varolio* dagegen trennte das Gehirn von der Basis ab, entnahm es aus dem Schädelgrund und präparierte es von unten her. Diese Methode wurde von *Willis* verbessert. Er ging 1664 dazu über, das Gehirn, wie es heute üblich ist, von frontal her allmählich von der Schädelbasis zu trennen, eine Methode, die dann von weiteren Forschern, wie dem Franzosen *Vieussens* 1685 und von dem Deutschen *Gall* 1808 benutzt wird.

Auf weitere Sektionsmethoden möchte ich nicht eingehen, sondern lediglich erwähnen, daß die Schwierigkeiten bei der Erkennung des Zentralorgans und die Herstellung übersichtlicher Schnitte zu der Methode von *Stilling* (Gefriermethode) führte, wie zu der von *Burghardt*, der das Gehirn in Hektographenmasse einschloß und dann in dünne Schnitte zerlegte.

Nach den vierziger Jahren des vorigen Jahrhunderts hatte die *Virchow*sche Technik der Gehirnsektion in den pathologischen Instituten Eingang gefunden. Unter den speziell am Gehirn arbeitenden Forschern, damals vorzüglich den Psychiatern und Neurologen, konnte sie wenig Freunde finden. Diese bevorzugten noch bis zum Beginn dieses Jahrhunderts die von *Meynert* 1867 angegebene Technik, die den Hirnstamm von dem Hirnmantel trennt. Nach dem 1. Weltkrieg wurde die *Meynert*sche Methode gern angewandt, als die Pathologie des Hirnstamms, nicht zum geringsten durch die damalige Encephalitisepidemie, in den Vordergrund trat. *Meynert*s Methode kann bei den Hirnstammprozessen eindrucksvolle Bilder geben. Sie gestattet es, den Hirnstamm serienweise aufzuschneiden und den Hirnmantel im Zusammenhang aufzubewahren:

An dem auf der Konvexität liegenden Gehirn wird nach völligem Freipräparieren der *Sylvii*schen Furche der Schläfenlappen angehoben, das Unterhorn des Ventrikels eröffnet und der Schläfenlappen abgetrennt. Die Ventrikelvorderhörner werden durch einen Frontalschnitt eröffnet, die Inselrinde umschnitten, die Verbindung zwischen Großhirnmantel und Hirnstamm im Gebiete der inneren Kapsel durchtrennt, sowie das Gewölbe abgetragen. Nach Lösung der Hirnhäute am Splenium läßt sich der Hirnstamm mitsamt dem Kleinhirn entnehmen.

Die Methode *Meynert*s geht auf seine Vorstellung zurück, die bestehenden Unterschiede der Gesamtgewichte und Teilgewichte der einzelnen Hirnteile in ihren Beziehungen zum Geschlecht, Lebensalter und Geisteskrankheit festzulegen[1]. Infolgedessen trennte er sowohl den Hirnmantel wie den Hirnstamm noch weiterhin auf.

Der Pathologe *Weigert* versuchte ohne nachhaltigen Erfolg einen Kompromiß zwischen der *Virchow*schen und der *Meynert*schen Methode. Weitere Vorschläge zur Gehirnsektion finden sich bei *Siemerling*[2].

Leider gibt *Cruveilhier* keine Sektionsmethode des Gehirns in seiner pathologischen Anatomie wieder. Er scheint seine Sektionstechnik dem jeweiligen pathologischen Prozeß angeglichen zu haben, ebenso wie er Gehirn und Rückenmark in wichtigen Fällen offensichtlich zusammen obduziert hat.

---

[1] *Meynert*: Vjschr. Psych. 1867, H. 2.
[2] *Siemerling:* Verh. Ges. dtsch. Irrenärzte **1893**.

II. Die Hirnsektion nach Virchow.

Allgemein bekannt, bezweckte *Virchow*s Vorgehen, bei Wahrung eines gewissen äußeren Zusammenhanges des Gesamtorgans, eine möglichst vollständige Einsicht in die Teile zu gewinnen.

Von oben werden die Seitenventrikel eröffnet, der Balken durchschnitten, dann der Entspannungsschnitt um die Stammganglien herumgelegt und der Hirnmantel noch weiter zertrennt. Frontalschnitte durch die Stammganglien, die jedoch nicht bis an die Hirnbasis durchgeführt werden, beenden die Sektion des Großhirns.

Das Kleinhirn wird zur Eröffnung des 4. Ventrikels median gespalten, der Aquädukt aufgeschnitten, alsdann das Kleinhirn in eine Anzahl weiterer Schnitte zerlegt, während Pons und Oblongata von der ventralen Seite her, unter Schonung des Bodens der 4. Kammer, eingeschnitten werden.

Virchow hatte (vgl. die Bilder Leonardos) den naheliegenden Gedanken, wie in jedem Hohlorgan den Hohlraum zu eröffnen, um Inhalt und Innenwand sichtbar zu machen.

Von verschiedenen Autoren (*Nauwerck* bis *Rössle*) wurden Verbesserungen vorgeschlagen.

So sehr *Virchow*s Methode bei dem damaligen Stand der Kenntnisse vom Gehirn und seinen Erkrankungen in der vorfärberischen Aera dem Zwecke diente, möglichst viel bei der makroskopischen Sektion sichtbar zu machen, so enthält sie doch für die Diagnostik so viel Nachteile, daß ihre Anwendung nicht mehr angezeigt erscheint. *Virchow* lag seinerzeit daran, die einzelnen Teile des Gehirns nicht voneinander zu trennen. Er wollte das Gehirn (gewissermaßen wie das Herz) nach der Sektion wieder zusammenklappen können. Zu diesem Zweck darf die Hirnrinde nicht völlig durchtrennt werden, zum mindesten müssen die weichen Häute noch in ihrer Kontinuität erhalten bleiben; ohne Rücksicht auf zusammenhängende Systeme wird das Marklager durchschnitten. Da *Virchow* auf die histologische Untersuchung am (gefärbten) Schnitt verzichtete, brauchte er auf diese Zusammenhänge keine Rücksicht zu nehmen.

Ein weiterer großer Mangel ist z. B. die Notwendigkeit, die Schnitte am Hirnstamm nicht bis an die Basis durchzuführen. Für die heutigen Untersucher ist die Betrachtung des Infundibulums, ja der gesamten Hirnbasis, auch auf Durchschnitten unerläßlich. Eine völlige Übersicht über die Substantia nigra auf die Schnitten ist ebenso wie ein Blick auf die Corpora mamillaria bei den verschiedensten Krankheiten von Bedeutung. Zu *Virchow*s Zeiten war über die basalen Kerne im Hirnstamm nicht viel bekannt.

Weiter wird nach *Virchow*s Technik der Aquädukt eröffnet. Der Schnitt des Studenten liegt meist nicht exakt. Wichtige Zusammenhänge werden zerstört, die Durchmusterung der Vierhügelgegend zum mindesten erschwert. Die Zerschneidung des Kleinhirns zerstört den anatomischen Überblick und läßt keinerlei exakte Betrachtung und mikroskopische Untersuchung der Kerne des Kleinhirndaches zu. Die Verbindungen des Kleinhirns zum Großhirn werden ebenso wenig erfaßt, wie die Kleinhirnbrückenbindearme. Das Zerschneiden der Brücke und der Oblongata von der Basis her gestattet nicht die Betrachtung z. B. der Brückenhaube und der grauen Substanz, die für die Diagnose zahlreicher Erkrankungen von Wichtigkeit sind.

Schließlich darf nicht unerwähnt bleiben, daß bei der *Virchow*schen Sektionstechnik wesentliche Teile des Schläfenlappens, unter anderem auch die Ammonshornregion, dem Obduzenten nie zu Gesicht kommen.

Gegen die *Virchow*sche Technik in allen ihren Abwandlungen lassen sich also folgende Gründe anführen:

1. Die Reproduzierbarkeit der äußeren Verhältnisse ist sehr schlecht, selbst wenn noch so vorsichtig gearbeitet wird.

2. Durchschnitte durch die Hirnrinde im Zusammenhang mit der Pia können nicht betrachtet werden, da die Pia noch erhalten bleiben muß, um ein Auseinanderfallen des Gehirns zu verhindern.

3. Das Windungsmark wird zerschnitten.

4. Die wichtigen Herde im Gebiet der 3. Linsenkernarterie werden durch die „Umschneidung des Hirnstamms" zerstört.

5. Ganze Teile des Gehirns, z. B. der basale mediane Schläfenlappen werden überhaupt nicht obduziert und können gar nicht sichtbar gemacht werden.

6. Die Schnitte durch das Neostriatum und Zwischenhirn dürfen nicht durch die Stammganglien selbst geführt werden, sondern müssen sich auf „visitierende Schnittchen" beschränken.

7. Die Schnitte durch Oblongata und Pons treffen nur die ventralen Partien, ohne die wichtigen dorsalen in der Brücke oder in der Oblongata sichtbar zu machen.

8. Bei der Eröffnung des Aquädukt werden vom Studenten zumeist die Verhältnisse zerstört, so daß der Aquädukt überhaupt nicht betrachtet werden kann.

9. Das Kleinhirn wird ohne Not in den wichtigsten Zusammenhängen zerstört. Die Bindearme des Kleinhirns dagegen nie sichtbar gemacht.

10. Das Zerschneiden des Balken vernichtet die Vorstellung vom Aufbau und das Erkennen pathologischer Veränderungen besonders im Splenium.

11. Der Student bekommt niemals eine klare Vorstellung vom Aufbau des Gehirns, lernt nicht die Zusammenhänge kennen und sieht wichtige Gebiete, wie z. B. die infundibuläre Region, niemals.

12. Die ungünstige Eröffnung der Dura in der Sägelinie (siehe unten).

Ebenso wie wir diese Kritik an der *Virchow*schen Technik für unsere heutigen Zwecke geben müssen, muß rückhaltlos anerkannt werden, daß das Vorgehen von dem Gesichtspunkt seiner Zeit ebenso einfach wie genial war.

Wie schon die Älteren (vgl. Skizzen Leonardos) zunächst den Hohlraum des Gehirns eröffneten, um in dasselbe hineinzuschauen, eröffnet auch er in ganzer Vollständigkeit die Ventrikel und macht die innere Oberfläche in vollem Umfange sichtbar (allerdings wird dies durch die Umschneidung des Hirnstammes und damit durch die Zerstörung wichtiger Teile erkauft).

Die Schwierigkeit jeder Gehirnsektion liegt darin, die optimalste Schnittrichtung zu wählen, die es bei der Empfindlichkeit des Organes bei der (phylogenetisch bedingten) Verschiebung der Hirnstammteile gestattet, möglichst viel sichtbar zu machen und für die Untersuchung zu erhalten. Der Erfahrene wird je nach Zweck der Sektion auch einmal anders vorgehen, z. B. mal einen Hydrocephalus oder einen Occipitaltumor durch einen Horizontalschnitt sezieren, aber wir müssen uns auf eine grundsätzliche Methode festlegen, die sowohl das Optimum an Sichtbarmachung wie die Möglichkeit der Verarbeitung des Gehirns darstellt.

Da wir ein Gehirn nur in zwei Dimensionen sezieren können, muß die räumliche Vorstellung erworben und erhalten werden. Aus diesem Grund dürfen bei unserer Sektionstechnik Schnitte nicht zu weit auseinander liegen; und dies bestens zu ermöglichen, dient unsere Methode der Frischerhaltung des Organes.

Um die Vorstellung vom Gehirn bei den Studenten zu fördern, lasse ich die mäßig angehärteten Gehirne in Paramedian-, Sagittal- und Horizontalschnitte zerlegen. Sehr eindrucksvoll ist auch das Vorgehen, von dem ganzen angehärteten Gehirn nur eine Hemisphäre in Horizontalscheiben abtragen zu lassen, um dann das Gehirn in Frontalschnitte zu zerlegen. Die Verhältnisse des Hirnstammes lasse ich durch eigenes Modellieren mit Plastilin dem Verständnis näherbringen und bin mit dieser Einführung (Schneiden am gehärteten Gehirn in verschiedenen Ebenen und Modellieren des Hirnstammes) in einer Doppelstunde ausgekommen.

Wie andere habe auch ich versucht, propädeutisch den Studenten *Virchows* Sektion üben zu lassen, damit er bei den meist mangelnden Kenntnissen eine räumliche Vorstellung gewinnt, doch hat sich hier das Vorgehen nach *Meynert*, das die Verhältnisse des Ventrikelsystems unzerschnitten darstellt, natürlich noch besser bewährt.

III. Unsere Sektionsmethode am frischen und frisch erhaltenen Gehirn.

Verschiedentlich wurden schon Sektionen mittels Frontalschnitten durchgeführt, die jedoch wegen der Planlosigkeit dem Studenten kein klares Bild vermitteln, insbesondere aber bei der Obduktion des Hirnstammes in der Brückenbeuge zu Schwierigkeiten führen.

Der Winkel der *Meynert*schen Achse (Oblongata—Mittelhirn zur Großhirnachse *Forell*s beträgt 120°, bei Fixierung des Gehirns (s. u.) wird er

6   Unsere Sektionsmethode am frischen und frisch erhaltenen Gehirn.

durch Schrumpfung erheblich kleiner, bei Fixierung des an der Basalarterie aufgehängten Gehirns am geringsten. Werden Frontalschnitte über diesen Achsenwinkel fortgesetzt, so treffen sie Brücke und Oblongata auf abenteuerlichen Längsschnitten, die dem Ungeübten jede Orientierung rauben. Trennt man im Mittelhirn den Hirnstamm ab, so gehen am unfixierten Gehirn

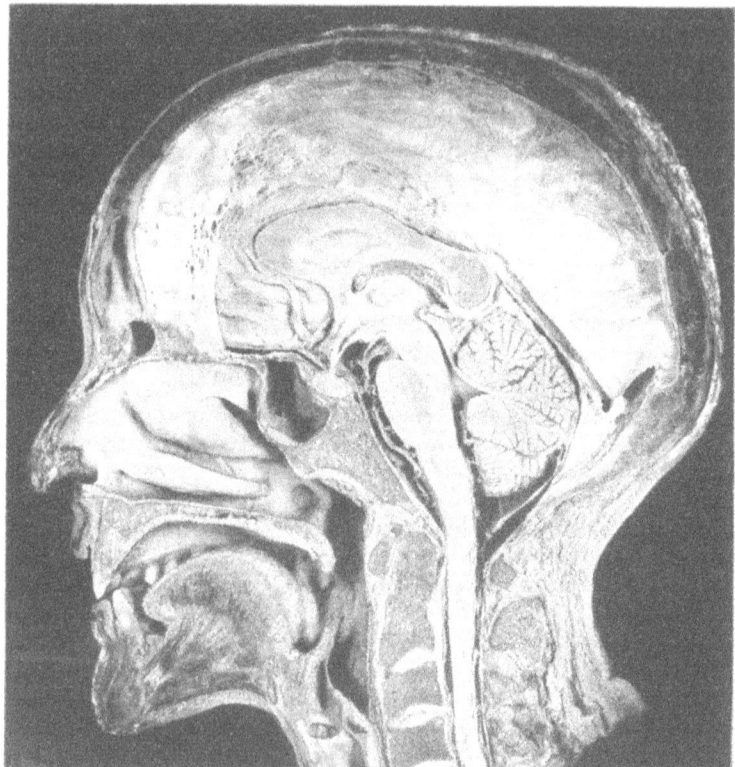

Abb. 1. Medianschnitt durch den Schädel nach einem Originalpräparat Prof. *F. Hochstetters*. Es veranschaulicht die Lagebeziehungen der Schädelkapsel, der Dura und ihrer Sinus zu den medianen Gehirnpartien sowie die Mächtigkeit der Zisternen und deren Verhältnis zum Subarachnoidalraum des Rückenmarks. (Das Originalbild erscheint in einer Arbeit *Hochstetters* über die harte Hirnhaut und ihrer Fortsätze in den Schriften der Wien. Akad. Wiss. 106.)

wichtige Zusammenhänge verloren. Der Student verliert erfahrungsgemäß auch hier die Orientierung. Wir wenden deshalb seit langem den kleinen Kunstgriff an, den Winkel (*Forell*—zur *Meynert*schen Achse) ein wenig zu *strecken*, und durch geeignet gerichteten fronto-parallelen Schnitt den caudalen Hirnstamm abzusetzen.

Der etwaige Einwand, wir würden dabei Schnittrichtungen durch das Hinter- und Nachhirn bekommen, die nicht senkrecht zur *Meynert*schen

Achse stehen, ist an frischem und frisch erhaltenem Gehirn belanglos, da erfahrungsgemäß die Abweichungen unerheblich sind. Für pathologische Verhältnisse bieten die Präparate (s. Abb. 7) erhebliche Vorteile.

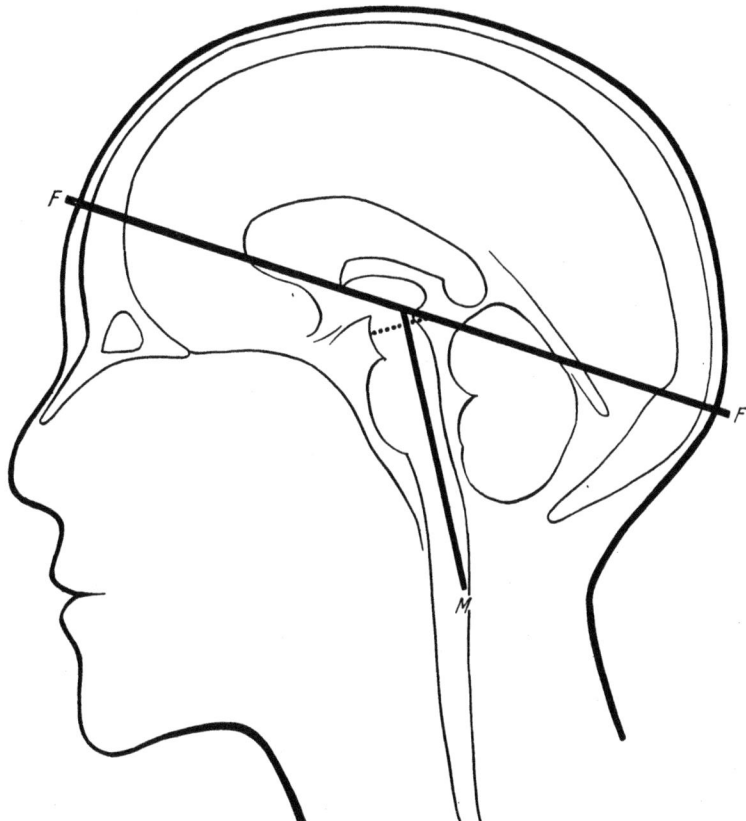

Abb. 1a. Umzeichnung des Medianschnittes der Abb. 1 nachgezeichnet. Die *Meynert*sche Achse (*M*) und die *Forell*sche Großhirnachse (*F*). Die gestrichelte Linie ist der Schnitt der Hirnsektion nach *Spatz* (s. Abb. 15), der in den Scheitelpunkt des Winkels zwischen Großhirn und Hirnstammachse fällt.

Wichtig bleibt es, daß die Sektion dem Studenten leicht verständlich ist, wichtige Zusammenhänge wahrt (z. B. Zisternengebiete, Hirnschenkelfuß u. dgl.) und mit Leichtigkeit schon dem weniger Geübten eine Lokalisation der gefundenen Veränderungen ermöglicht.

a) Die Untersuchung des periencephalen Raumes.

Schädelkapsel und Dura. Die Sektion des Schädels beginnt mit der *äußeren Besichtigung des Kopfes*, wobei auf etwaige Verletzungen oder Veränderungen des Knochens[1], die durch die Weichteile hindurch gefühlt werden können, geachtet werden muß. In der üblichen Weise wird *an dem erhöht liegenden Kopfe* der *Schnitt durch* die *Galea* in der *größten Ausdehnung hinter* der Höhe des Scheitels von einem *Warzenfortsatz* zum anderen bis auf das Periost gelegt (Rücksicht auf die Wiederherstellung der Leiche) und die Galea nach vorn und hinten abpräpariert. Hierbei ist auf etwaige Veränderungen des Knochens zu achten.

Alsdann zeichnet man mit dem Messer die *Sägelinie*[2] in dem *größten horizontalen Umfang* des Schädels vor, und zwar von der Glabella bis zur Protuberantia occipitalis. Vorsichtig wird der Schädel rundherum aufgesägt (Achtung! bei der oft sehr dünnen Schläfe), *ohne* in die Dura oder etwa das Gehirn einzusägen, alsdann die Kalotte mittels des *Virchow*schen Meißels abgesprengt oder vorsichtig abgehebelt.

Nunmehr läßt sich das Schädeldach beim Erwachsenen von der harten Hirnhaut *lösen. Die Innenseite des Schädeldaches* wird betrachtet und dessen Erhabenheiten und Tiefen mit der Kontur der harten Hirnhaut verglichen. Läßt sich (wie beim Kind bis zu 9 Jahren oder bei krankhaften Veränderungen) das Schädeldach nicht von der Dura lösen, so wird in der Sägelinie die Dura aufgeschnitten und nach Abtrennung an der Falx das *Schädeldach mit der Dura* entnommen. Der *Längsblutleiter* wird eröffnet.

Die gewöhnlichen Vorschriften lassen nach Eröffnung des Längsblutleiters die Dura auf der Höhe der Sägelinie durch den Schädel durchtrennen und die beiden Hälften der Konvexitätsdura nach oben schlagen.

Wir *eröffnen* die mit der Pinzette angehobene *Dura* durch vorsichtiges Einschneiden *auf der Scheitelhöhe neben* dem *Längsblutleiter*, verlängern den Schnitt entlang desselben nach vorn und hinten, dann legen wir von der Schnittmitte ausgehend *senkrecht* je einen (rechts und links) *Schnitt durch* die *Dura* über die *Konvexität* des Gehirns bis an die Sägelinie des Schädels, so daß die Dura

---

[1] Bei Verletzungen, insbesondere Kriegsverletzungen und Prolaps des Gehirns, wird das gesamte Wundgebiet umschnitten und erst in Zusammenhang mit dem Gehirn herausgenommen.

[2] Um Formveränderungen des Schädels nach der Sektion zu vermeiden, setzen wir die Kalotte fest auf den basalen Teil auf, indem wir mit einem schmalen Bohrer an entsprechenden Stellen der oberen und unteren Sägeflächen des Stirnbeins Löcher bohren, in diese als Zapfen einen abgekniffenen Drahtstift setzen und so Kalotte und Basis wieder fest miteinander fixieren. Unserer selbstverständlichen Verpflichtung, die Leiche wieder so herzustellen, daß möglichst keine Spuren des Eingriffes sichtbar sind, kommt dies Vorgehen besonders nahe. Wir werden um so mehr um wichtige Sektionen angegangen werden, wenn die Angehörigen überzeugt sein können, daß nichts zu sehen ist.

seitlich der medialen Sagittalebene (Falx und Längssinus bleiben stehen) mit 4 Zipfeln auseinandergeklappt werden kann.

Dieses gestattet ein präparatorisches Vorgehen sowie völlige Klärung der *Zusammenhänge* zwischen den *Hirnhäuten* (Brücken-

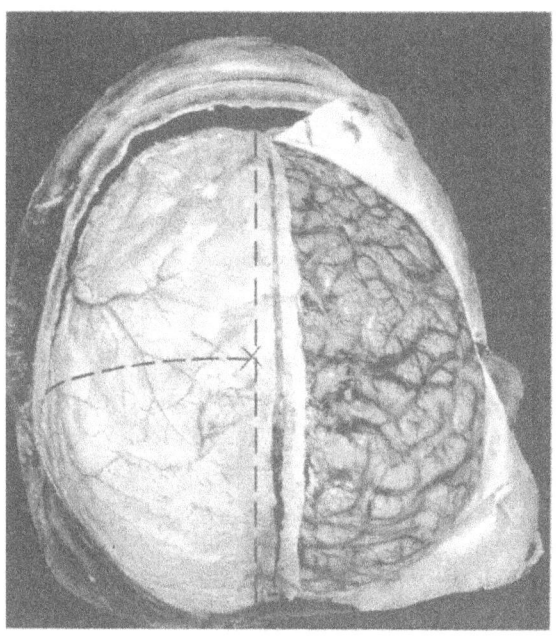

Abb. 2 (Makro 2770). Schnitte zum Eröffnen der Dura. Der Längsblutleiter ist eröffnet. An dem Punkt × wird die Dura mit der Pinzette angehoben, stirn- und hinterhauptwärts parasagittal mit der Schere vorsichtig eröffnet, dann erneut am × angehoben und vorsichtig unter Betrachtung des Subduralraums und der Durainnenfläche senkrecht auf die Sägelinie des Schädels hin geschnitten (Zusammenhänge: Verklebungen von harter und weicher Hirnhaut, Gewächsen — Meningome, Metastasen — wahren), rechts sind die Schnitte ausgeführt, die Oberfläche des Gehirns liegt frei.

venen), während bei der üblichen Technik durch das Abnehmen der Dura von der Sägefläche aus wichtige Zusammenhänge getrennt (etwa piale Cysten aufgerissen) werden. Zum Beispiel können wir bei den Meningomen die Lageverhältnisse deutlich und besser klären, ebenso wie wir einen vorzüglichen Einblick bei Metastasen in den Hirnhäuten erhalten. Ferner vermögen wir den *Eintritt der pialen Venen in den Längsblutleiter* besser zu verfolgen und übersichtlich zu betrachten, was für Zusammenhänge bei Thrombosen von nicht zu unterschätzender Bedeutung ist. Auch die Flüssigkeitsmenge *in den Hirnhäuten* wird besser erfaßt (s. S. 45).

10 Unsere Sektionsmethode am frischen und frisch erhaltenen Gehirn.

Die Inspektion der Konvexität beider Hemisphären beginnt mit der *Untersuchung des Medianspaltes*, der Fissura interhemisphaerica (wichtig Verdrängung derselben durch parasaggitale Meningome und Gliome, die die mediane Mantelkante erreichen).

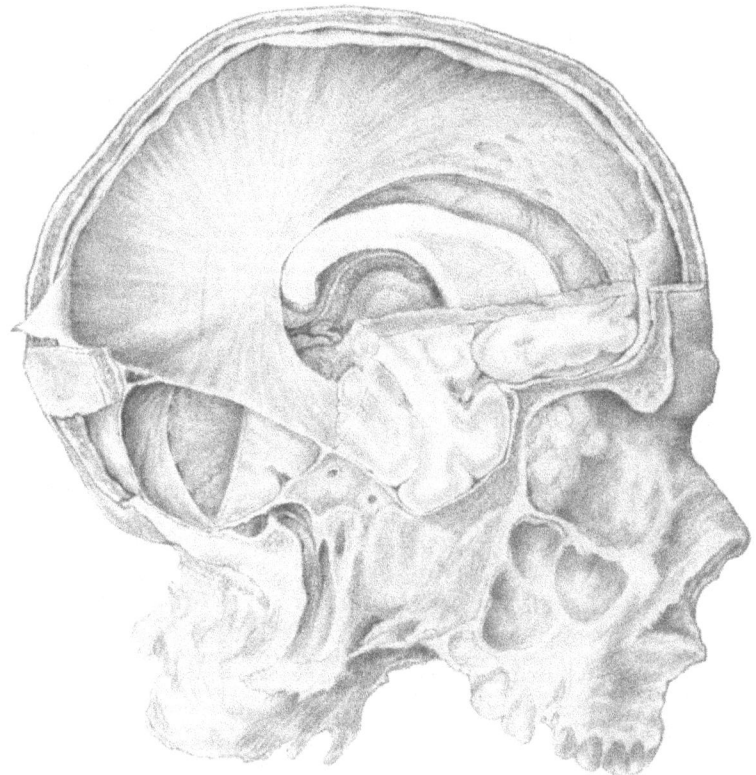

Abb. 3. Parasagittalschnitt. Die rechte Hemisphäre ist entnommen, um die Struktur der Dura zu zeigen. Man beachte die Versteifung der Faserung am Splenium des Balkens, wo die drei Fasersysteme: rechte Durafaserung mit Übergang in das Tentorium, linkes Durablatt mit Übergang in das linke Tentorium und die quergespannte Tentoriumfaserung zusammenfallen. Die Spannung wird erhöht durch die auf dem Bilde ebenfalls sichtbar gemachte Falx cerebelli. Unter dem Splenium liegt die Vene magna Galeni. Darunter die Epiphyse und die Vierhügel. Der rechte Schläfenlappen ist zum Teil stehen gelassen. Zeichnung Dr. *Menne*.

Hierbei erkennt man den Vorteil unseres Vorgehens. Stets bleibt die ganze Dura zusammen, man kann die in der Dura verlaufenden Gefäße verfolgen und sie bei bester Übersicht wieder zusammenlegen.

Nunmehr wird die *Hirnsichel an der Crista galli abgetrennt*, zurückgeschlagen und durch Abheben des basalen Stirnhirns *die*

Basis des Gehirns und Schädelbasis betrachtet, wo bei der *Entnahme* das Gehirn zunehmend mit der linken Hand gestützt wird. Die Tiefe der *Siebbeinplatten* ergibt gegebenenfalls schon Aufschlüsse über den Hirndruck. Die Betrachtung wendet sich dem *Olfactorius*, der vorsichtig abgehoben wird, und der *Olfactoriusrinne* zu, um durch weiteres vorsichtiges Abheben den *Opticus* mit dem Ende des Gyrus olfactorius und dem *Chiasma*, sowie das *Infundibulum* sichtbar zu machen. Hierbei sind die Verhältnisse des Infundibulums und der *Sella* mitsamt der *Hypophyse* sowie der Eintritt der *Carotiden* und der *venöse Plexus* um die Carotiden herum zu besichtigen. Die Optici sind am Austritt aus dem Schädel scharf abzutrennen, ebenso wie die später folgenden Hirnnerven. Der weitere Blick in die Basis reicht nun nur noch bis in das Gebiet der *Basalzisterne*, denn das Gehirn läßt sich wegen des Tentoriums nicht weiter zurückschlagen. Deshalb wird die Ansatzstelle des *Tentoriums* an der Felsenbeinkante mittels eines scharfen Messers von *außen nach median* beiderseits *durchschnitten*, nachdem festgestellt ist, daß in dem Gebiet der Zisternen auch kein abwegiger Inhalt vorhanden ist, hierbei werden die Hirnnerven VI—VIII abgeschnitten.

Danach gewinnt man den Überblick über die *Basis* des *caudalen Hirnstamms*. Man sieht die *A. basilaris* mit den *Ae. vertebrales*, aus denen erstere entspringt. Die Hirnnerven durchschneidet man der Reihe nach möglichst nahe am Austritt aus der Schädelhöhle. Ein *möglichst tiefgeführter*, aber *glatter* und *querer* Schnitt durchtrennt das *Rückenmark* in den obersten Cervicalsegmenten. (Bei Prozessen der Medulla oblongata, die durch eine Volumenauftreibung erkennbar sind, empfiehlt es sich, nach der unten angegebenen Methode Rückenmark und Oblongata im ganzen zu entnehmen.)

Jetzt läßt sich das Gehirn voll aus dem Schädel entnehmen und wird, damit sich die Hirnhalbkugeln beim Liegen nicht abplatten, auf einen Kranz aus Zellstoff (s. u.) oder in die Kalotte gelegt. Bevor wir uns weiter mit dem Gehirn befassen, wird die *Schädelbasis* einer eingehenden Untersuchung unterzogen.

Auf die Verhältnisse der *vorderen* Schädelgrube ist bereits eingangs hingewiesen. In der *mittleren* Schädelgrube ist es die Sella turcica, deren äußere Form mitsamt der Sattellehne und den Proc. clinoidei wie deren Inhalt, die Hypophyse zu beachten ist.

Die *Impressiones digitatae* der mittleren Schädelgrube, insbesondere deren mediale Anteile sind für die Beurteilung eines Hirndruckes wichtig. Der Eintritt der Carotis in die Schädelhöhle ist von dem venösen Sinus caroticus umgeben. Die Spitze der Felsenbeinpyramide wie die Felsenbeine mit dem Eintritt des VII. und VIII. Hirnnerven erfordern Beachtung.

12 Unsere Sektionsmethode am frischen und frisch erhaltenen Gehirn.

Die *Hypophyse* wird am besten *mit* dem Knochen der *Sattellehne* entfernt, damit das leicht verletzliche Organ nicht beschädigt und wegen seiner Kleinheit nicht verlorengehen kann. Ein leichter Schlag mit dem Meißel oder Schnitt mit dem Knorpelmesser durchtrennt die Sattellehne und *eröffnet* die *Keilbeinhöhle*. Die abgetrennten

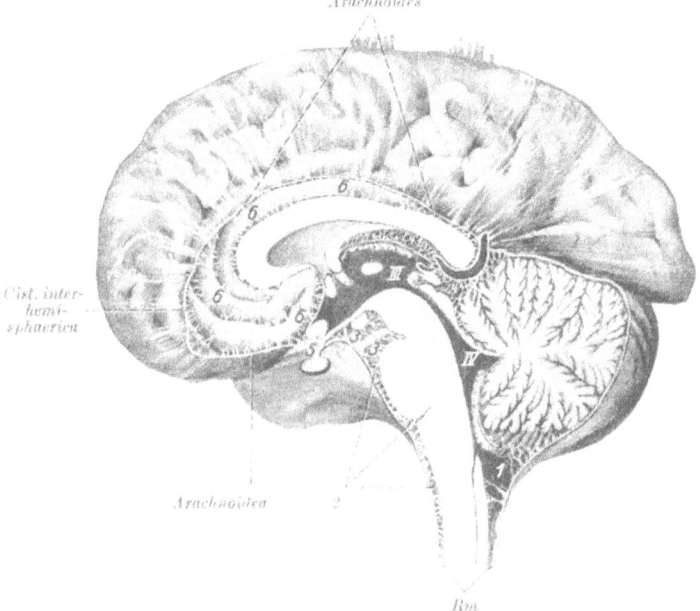

Abb. 4a (Makro 1745). Übersicht über die Zisternengebiete nach *Spatz-Stroescu* (Nervenarzt **1934**). Das Verhältnis der Hirnstamm- zur Großhirnachse entspricht nicht der Natur (vgl. Abb. 1). Schematische Zeichnung zur Demonstration der Arachnoidea als kontinuierlicher Membran und zum Zusammenhang der Zisternen untereinander. Medianer Sagittalschnitt. Die Dura und ihre Fortsätze sind weggelassen, die subaraachnoidalen Räume sind im natürlichen, nicht kollabierten Zustand gezeichnet. *1* Zisterna cerebello medullaris, *2* Zisterna ponto medullaris, *3* Zisterna basalis, *4* Zisterna ambiens, *5* Zisterna fissurae lateralis (von der Arachnoidea zugedeckt), *6* Zisterna interhemispaericae, *Rm* Subarachnoidealräume des Rückenmarks.

Teile der Sattellehne faßt man mit der Pinzette, durchschneidet vorn an der Sella das Diaphragma, so daß die Hypophyse unter leichtem Zug an der abgeschlagenen Sattellehne mit dieser gewonnen werden kann.

Wir beachten in der *hinteren Schädelgrube* den Clivus, die Weite und Umgebung des For. magnum und die *Sinus* transversi sigmoidei, cavernosi, rectus, petrosi und eröffnet dieselben. Erst wenn hier alle Feststellungen getroffen sind, wird die harte Hirnhaut entfernt, was bei einiger Übung auch gleichmäßig und vollständig vor sich geht.

Die Untersuchung des periencephalen Raumes. 13

Ebenso wichtig wie die Betrachtung der von der Dura entblößten Kalotte ist die der Schädelbasis nach Abtragung der Dura (Entnahme der Schädelbasis s. u.).

Zisternengebiete. Der Dura zunächst liegt die Arachnoides, nur durch einen dünnen Spalt gesondert, in dem sich eine Flüssigkeit, aber kein Liquor, befindet. Arachnoides und Pia begrenzen

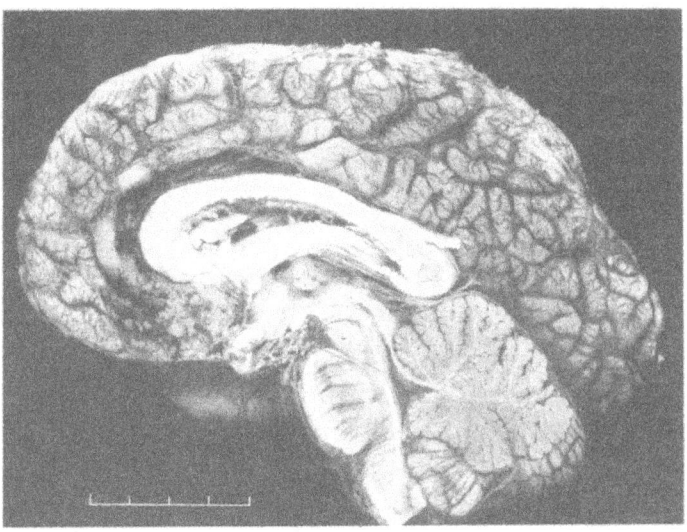

Abb. 4 b (Makro 2727). Medianschnitt durch ein Gehirn mit tuberkulöser Meningitis, die sich vorzüglich im Zisternengebiet der Basis (dasselbe dadurch veranschaulichend) ausdehnt.

den liquorführenden *Subarachnoidalraum*; er ist von Bindegewebsbalken und den Gefäßen durchzogen.

Während die Arachnoides die Windungsfurchen überbrückt, senkt sich die Pia mit den Gefäßen in die Hirnsubstanz und begleitet als Adventitia die Gefäße. Die Arachnoides folgt überall der Dura. Dort, wo die Hirnsubstanz nicht den Schädelraum vollausfüllt, entfernt sich die Arachnoides weiter von der Pia, und es entstehen die liquorgefüllten Räume der *Zisternen*. Diese befinden sich an der Hirnbasis: Zisterna *chiasmatis*, große Basalzisterne, Zisterna *ponto-olivaris*, Zisterna *ambiens,* die in die Zisterna *corporis callosi* übergeht, welche ihrerseits, dem Balken folgend, in den vorderen Teil der basalen Zisterne mündet.

So sehen wir in dem Zisternengebiet ein Wasserkissen, das, in der Medianebene des Zentralorgans gelegen, ein schützendes Polster für die lebenswichtigen Abschnitte des Stammhirns darstellt.

14 Unsere Sektionsmethode am frischen und frisch erhaltenen Gehirn.

Der Überblick auf dem Medianschnitt der Abb. 1 zeigt die Zisternen in ihrer Ausdehnung und läßt deren Bedeutung erkennen. Das Gebiet der Zisterna ponto-olivaris wird ebenso wie das der Zisterna cerebello-medullaris in den Subarachnoidalraum des Rückenmarks fortgesetzt. — Dieses ist also auch in eine „Zisterne" eingebettet. — Das Verständnis dieser Zusammenhänge erklärt

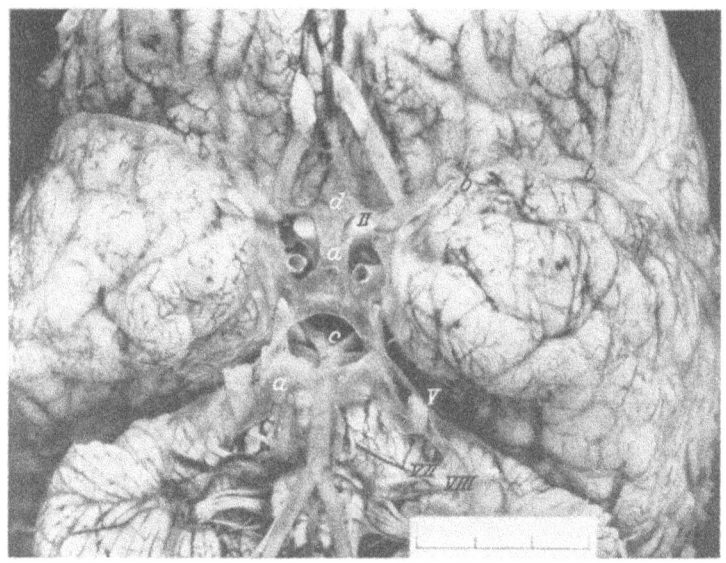

Abb. 5 (Makro 1560). Fibröse Verdickung der Arachnoides im Gebiet der Zisterna basalis und Fissura lateralis. *a* Fibröse Verdickung der zisternalen Arachnoides. *b* Zisterna lat. *c* Einblick in die Tiefe der Zisterna bei erhöhter Flüssigkeitsansammlung derselben. *d* Zisterna Chiasmatis, *II* Opticus, *V* Trigeminus, *VII* Facialis, *VIII* Acusticus.

die Ausbreitung krankhafter Prozesse, insbesondere von Meningitiden im Subarachnoidalraum des Rückenmarks und der Hirnbasis (vgl. Abb. 4 b).

Von großer Bedeutung sind die Zisternen bei raumfordernden Prozessen jedweder Art, da nur an dieser Stelle der Hirnsubstanz ein Ausweichen möglich ist. Daher sehen wir z. B. als wichtiges Zeichen raumfordernder Prozesse die Verdrängung des einen Gyrus cinguli im Zisternengebiet auf die Gegenseite. Die Verdrängung anderer Hirnabschnitte in den verschiedenen Zisternengebieten gibt Anhaltspunkte für Druckvermehrung und -richtung. Bei der Hirnschwellung wird das Zisternengebiet oft voll ausgefüllt, so daß das Gehirn einem völligen Ausguß des knöchernen Schädels gleichen kann.

Ehe wir an die Sektion des Gehirns gehen, wird das *Zisternengebiet* ebenso wie die *Gefäße* an der *Hirnbasis* genauestens untersucht. Die Ae. vertebrales, basalis, cerebri posteriores, die Carotiden und Rami communicantes liegen frei. Die *Arteria cerebri media* wird in ihrem Verlauf verfolgt, wobei gleichzeitig die *Zisterna fossae Sylvii* präpariert wird (wichtiges Gefäß bei Embolie, Apoplexien

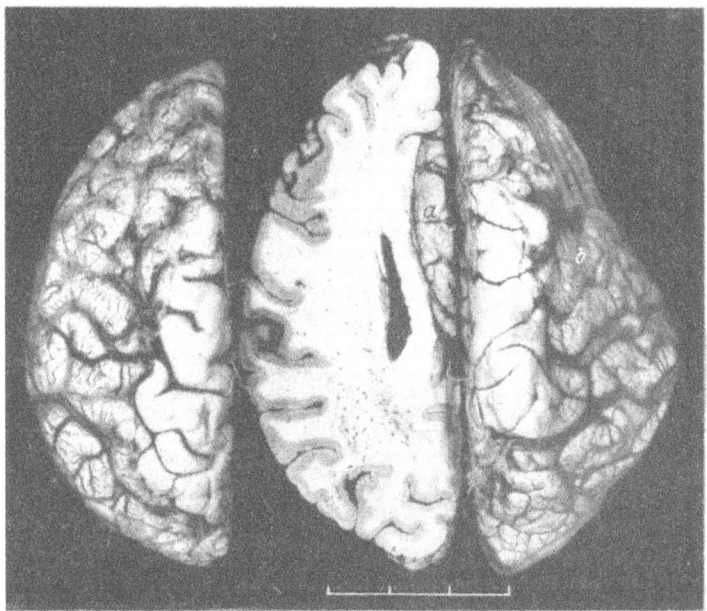

Abb. 6 (Makro 1134). Massenverschiebung des Gyrus cinguli im Gebiet der Zisterna interhemisphärica bei rechtsseitiger subduraler Blutung. *a* Rechter Gyrus cinguli über die Mittellinie nach links verdrängt. b Eindellung der rechten Hemisphäre infolge des Hämatoms.

im Bereich der Linsenkernarterie). Die Konvexität und der Balken werden schon vor der Herausnahme des Gehirns untersucht, während beim Verfolgen der Zisterna ambiens und der Betrachtung ihres Überganges in die Zisterna interhemisphaerica die *Zirbeldrüse* aufgesucht wird.

Die wichtigen Beziehungen des periencephalen Bindegewebessystems zu den Nebenhöhlen, der Nase und den übrigen Organen an der Schädelbasis lassen es oft erforderlich erscheinen, die Schädelbasis herauszunehmen (s. S. 28 und 47).

Da *Maße am Gehirn* schlecht zu erheben sind, kommt für den laufenden Betrieb fast ausschließlich die Feststellung des Gewichtes in Frage. Dasselbe tunlich an dem frisch entnommenen Gehirn vorgenommen, um die

16 Unsere Sektionsbefunde am frischen und frisch erhaltenen Gehirn.

Wägung nach Ablaufenlassen eines Ödems zu wiederholen. Für genauere Feststellungen bei Hirnschwellung dient das Verfahren *Reichardts*, das in einer im laufenden Sektionsbetrieb kaum durchführbaren Weise die Be-

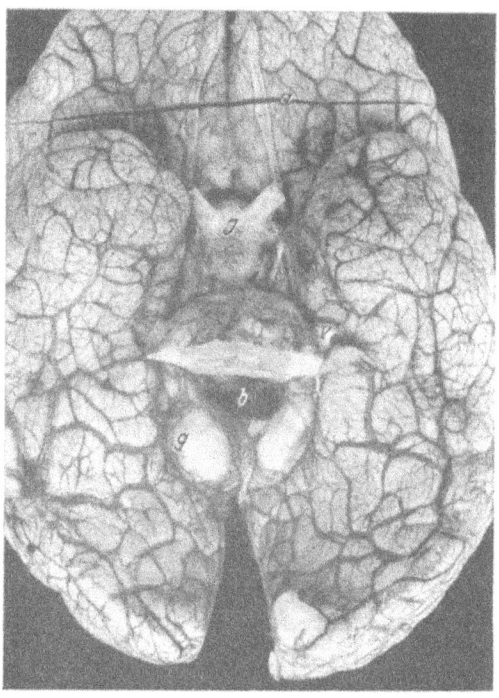

Abb. 7 (Makro 2752). Basale Zisternentamponade (Verdrängung des Gyrus hippokampi in das Gebiet des Zisterna ambiens, sackartige Ausweitung des Infundibulums (J). V Tri. geminus, G Gyrus hippokampi. a Schnitt zur Eröffnung des Vorderhirns zum Einblick in die Seitenventrikel (Hydrocephalus) bzw. zur Fixierung. b Zisterna ambiens und Anfang der Plexusplatte. Der Schnitt durch den Hirnstamm ist unser Sektionsschnitt. (Bild mit einem Auge zu betrachten.)

ziehungen zwischen Schädelinhalt und Gehirn objektiv durch exakte Bestimmungen des Schädelinhaltes und des Gehirns feststellt. Nachweis der Volumenveränderungen des Gehirns durch Messung des Gehirngewichtes und des dazugehörigen Schädelinnenraumes s. *Dohmen*[1].

b) Die Sektion des Gehirns.

Die Sektion des Gehirns beginnen wir mit einem Schnitt *durch den Pons auf die hinteren Vierhügel* entsprechend der Abb. 7

[1] *Dohmen:* Anleitung zur physikalischen Untersuchung des Gehirns und Schädels usw. Berlin: Springer 1941.

und 8 an dem auf der Konvexität liegenden Organ, indem wir den
2.—4. *Finger der linken Hand unter* die sich dabei auseinanderspreizenden Occipitalpole legen. Hierbei sinkt das Nachhirn tiefer

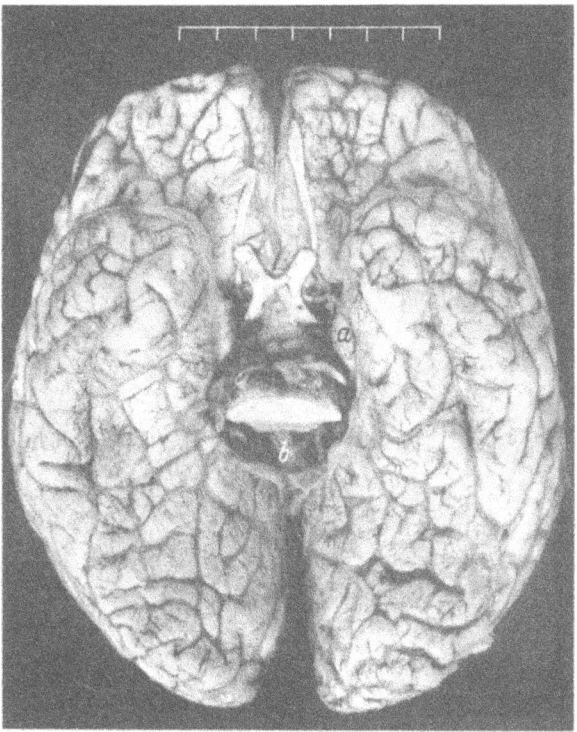

Abb. 8 (Makro 2693). Gehirn mit geringem Hirndruck zum Vergleich mit vorst. Abb.
b Vergleiche Abb. 7. *a* Die vordere mediale Hippokampusregion zeigt die Impressionsfurche durch den scharfen Rand des Tentoriumschlitzes (Zisternengebiet) vor *b* der Sektionsschnitt durch die Brücke auf die vorderen Vierhügel zur Abtrennung des Hirnstamms.

in die mediane Längsfissur. Hirnstamm und Längsfissur werden
angeglichen. Senkrecht auf die hinteren Vierhügel durchschneiden
wir Pons und Mittelhirn. Die Schnittfläche ist eine frontoparallele.

Wir haben diese Schnittrichtung zur Absetzung des hinteren Hirnstamms
gewählt, um am frischen Präparat verschiedene Schnittebenen, die sich nur
zu leicht verwerfen und verziehen, auszuschalten. Wir sind uns dabei bewußt, mit unserer Schnittführung bei der Angleichung der *Meynert*schen
an die Großhirnachse den Verhältnissen ein wenig Gewalt anzutun. Wir verändern jedoch die natürlichen Verhältnisse in weitaus geringerem Maße, als
es gewisse Fixierungsmethoden tun, die den Winkel *Meynert*scher zur Großhirnachse erheblich verkleinern, ja sogar dem rechten Winkel annähern.

18 Unsere Sektionsmethode am frischen und frisch erhaltenen Gehirn.

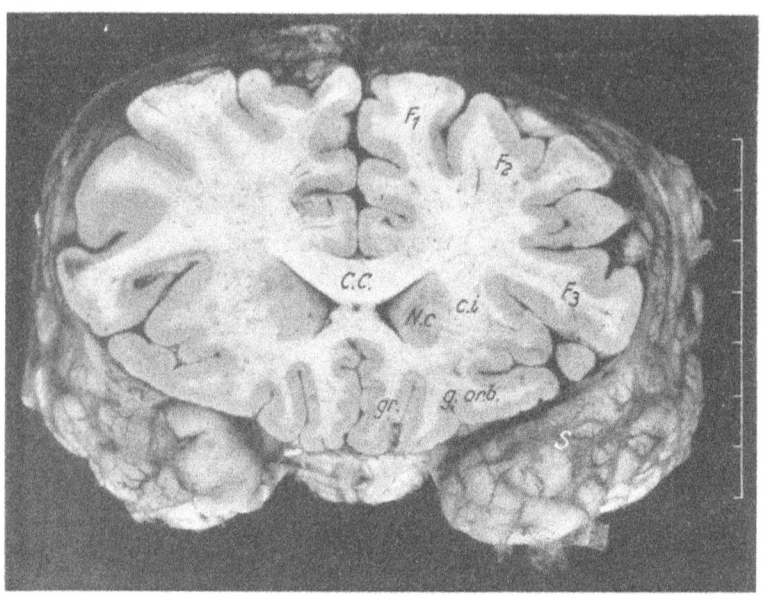

Abb. 9a (Makro 2685). Frontalschnitt durch das Gehirn unmittelbar vor den Schläfenpolen, Bezeichnung für diese und die folgenden Abbildungen untenstehend.

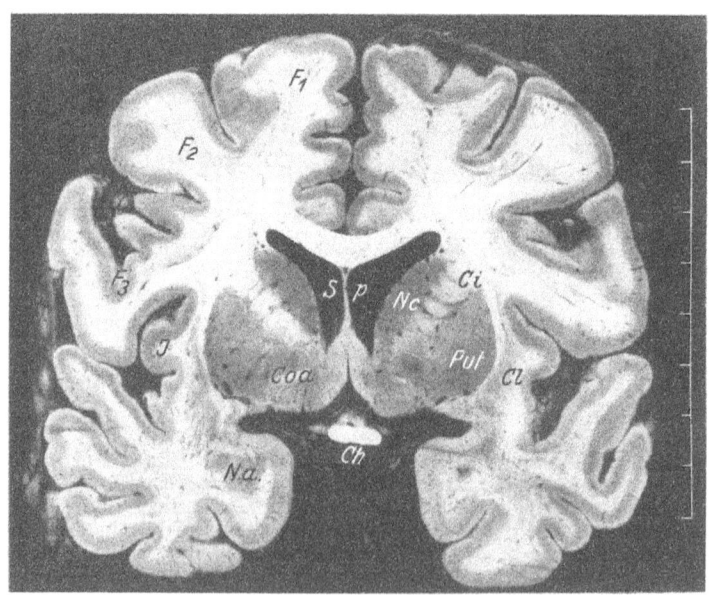

Abb. 9b (Makro 2743). Frontalschnitt durch das Chiasma.

Während wir ursprünglich zum Zwecke des Schnittes das Kleinhirn zwischen die Hinterhauptpole herabdrückten, heben wir uns heute die Occipitalpole durch die daruntergeschobenen 4 Finger der linken Hand

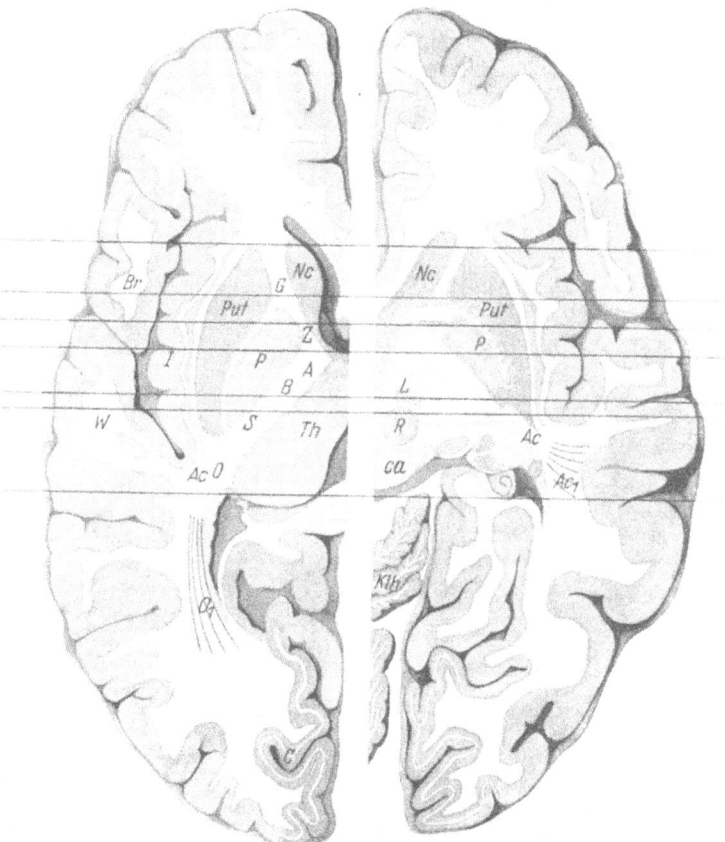

Abb. 10. Horizontalschnitt durch das Gehirn *nur zur Orientierung* der Hirnstammverhältnisse der Abb. 9 und 11—13. Die Sektionsschnitte werden nach der im Text gegebenen Reihenfolge jeweils in etwa 7—10 mm Abstand gelegt. *Nc* Nucleus caudatus, *Put* Putamen, *P* Pallidum, *Th* Thalamus, *R.* Nucleus ruber, *Ca* vordere Vierhügel, *W Wernicke*sches sensorisches Sprachzentrum, *GZABSO* im Verlauf der inneren Kapsel bedeutet die Lage der Faserbahnen für Gesicht, Zunge, Arm, Bein, Sensibilität und optische Sehstrahlung, *Ac* und *Ac*$_1$ akustische (Hör-)Strahlung, *O* und *O*$_1$ optische (Seh-)Strahlung, die zur Sehrinde (Calcarina-Region) führt (mediane Rindenregion am Hinterhaupt mit dem weißen (*Vicq d'Azyr*schen) Streifen), *Klh.* Kleinhirn.

an, dabei spreizen sich die Occipitalpole im Längsspalt auseinander, und wir können nun, was für den Lernenden leichter und bequemer ist, den Schnitt senkrecht in der Richtung auf die hinteren Vierhügel durch den Pons legen.

20 Unsere Sektionsmethode am frischen und frisch erhaltenen Gehirn.

Ist der *caudale Hirnstamm abgetrennt*, wird noch einmal das *gesamte Zisternengebiet* betrachtet, insbesondere der Übergang der Zisterna ambiens in die *Plexusplatte*, sowie die Epiphyse. So wird rechtzeitig ein etwaiges Übergreifen einer Meningitis auf die Plexusplatte erkannt, die Durchgängigkeit des Aquädukts kann auf diesem Schnitt schon beurteilt werden.

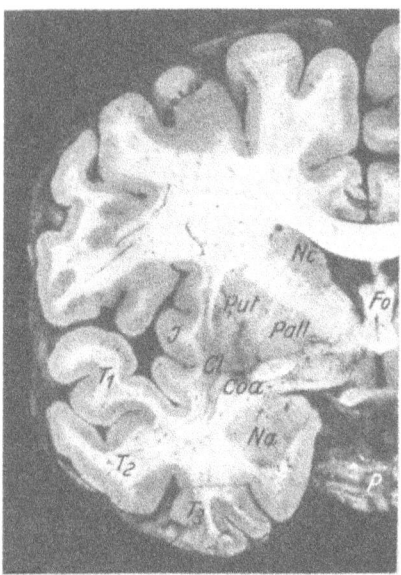 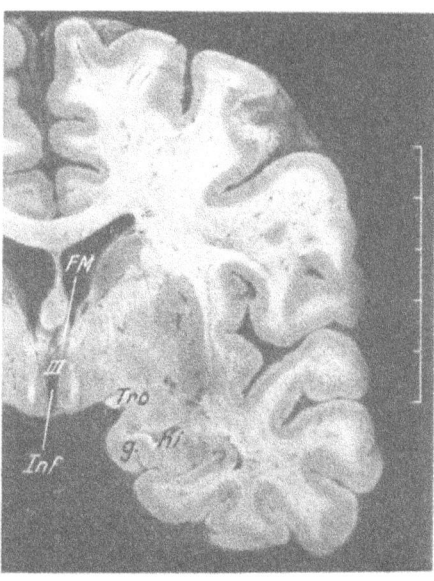

Abb. 11a (Makro 2686). Schnitt auf der Höhe des Recessus opticus durch den Fornix.

Abb. 11b (Makro 2744). Schnitt durch das Foramen Monroi auf der Höhe des Infundibulum. Blick oralwärts.

Abb. 11a und b. Die Entfernung zwischen Schnitt 11a und 11b beträgt etwa einen $^1/_2$ cm, bei festeren Gehirnen können wir sämtliche hier gezeigten Schnitte legen, bei weicheren Gehirnen wird man auf 11a oder 11b verzichten. Man muß sich bemühen, möglichst exakte Frontoparallelschnitte zu legen, um möglichst beide Hemisphären miteinander vergleichen zu können. In diesen Abschnitten des Hirnstamms ändert sich das topographische Bild schnell von Millimeter zu Millimeter.

Nachdem beiderseits die *Fossa Sylvii* mit ihren Gefäßen inspiziert bzw. freipräpariert ist, legen wir den 1. Großhirnschnitt daumenbreit hinter den Frontalpol, um nach einem weiteren frontoparallelen den nächsten 3. Schnitt vor die Schläfenpole zu legen. So erhalten wir das Präparat der Abb. 9a. Der nächste 4. Frontalschnitt trifft das Chiasma etwa 13 mm vor dem Infundibulum, dem ein solcher (5.) (Abb. 11c) durch das Infundibulum selbst folgt. Dann treffen wir mit einem weiteren 6. Schnitt die Corpora mamillaria an der Hirnunterfläche, hinter denselben liegt die Fossa interpeduncularis, in der nicht selten alte entzündliche Veränderungen zu finden sind.

Der folgende Schnitt fällt mit dem zur Abtrennung des caudalen Hirnstamms gelegten zusammen (vgl. Abb. 7 und 8).

Hierbei wird der Vorteil unseres Vorgehens offensichtlich. Wir haben an hinreichend eng aufeinanderfolgenden frontoparallelen Schnitten Durch-

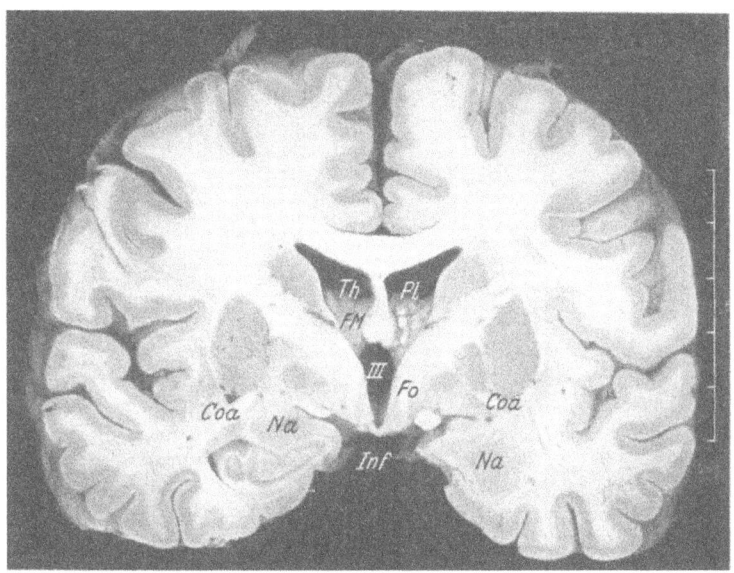

Abb. 11c (Makro 2789). Schnitt durch das Infundibulum. Blick nach hinten. Linke Seite (vom Beschauer) ein wenig mehr oralwärts getroffen als die rechte. Man schaut in den 3. Ventrikel in die Seitenhörner und sieht den Plexus durch das eröffnete Foramen Monroi in die Seitenventrikel eintreten. Gegen das Lumen des Ventrikels springen die schnell größer werdenden Massen des Thalamus vor.

schnitte durch das ganze Gehirn und sehen alle Veränderungen, auch die Beziehungen zur Pia auf vollständigen Schnitten, die dem Anfänger bald vertraut werden und ihm die feine Diagnostik ermöglichen. Die Herstellung dünner frontoparalleler Schnitte wird durch die Benutzung einer Glasscheibe ermöglicht, die jeweils gegen die letzte Schnittfläche gehalten wird.

Das *Occipitalhirn* wird ebenfalls durch frontoparallele Schnitte zerlegt.

Der *Hirnstamm* vom Mittelhirn caudalwärts wird durch Frontalschnitte untersucht. Der 1. Schnitt trifft vorwiegend noch Mittelhirnanteile, im folgenden wird die Brückenregion mit den Bindearmen, an den weiteren das Kleinhirn mit Brücke bzw. Oblongata getroffen. Die Verbindungen zwischen Kleinhirn und Pons sowie

Oblongata werden gut sichtbar. Auf diesen Schnitten werden die Kerne des Kleinhirns wie die der Oblongata einer genauen Betrachtung zugänglich.

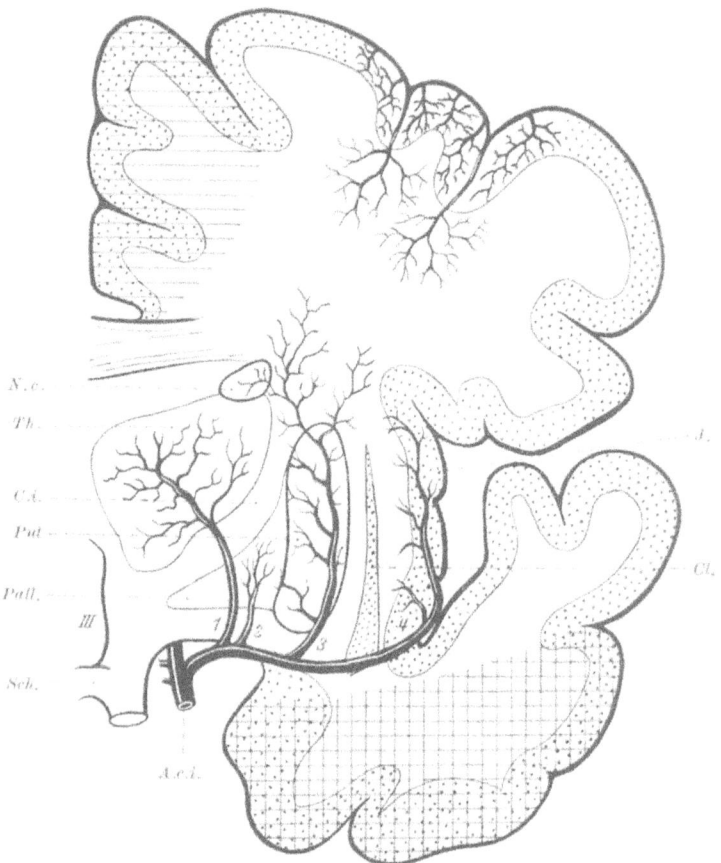

Abb. 11d. Bezeichnung der Hirnteile wie S. 24. *Aci* Arteria carotis int., von ihr abgehend die Arteria Fossae Sylvii, zwischen vorderer und hinterer Zentralwindung Rindenäste der Arteria Fossae Sylvii, *1* vorzüglich den Thalamus versorgende Äste, *2* das das Pallidum versorgende Gefäß und *3* die sog. Arterie der Apoplexie, für Putamen, Caudatum und subependymales Mark, *4* der vorzüglich die Inselrinde versorgende Ast.   Versorgungsgebiet der Art. cerebri ant.,   das der Cerebri post., weiß Versorgungsgebiet der Art. Fossae Sylvii.

Gegenüber der *Virchow*schen Technik besteht der Vorteil, daß die großen Ganglien im Hirnstamm mitsamt der Basis durchtrennt werden müssen, wobei der Obduzent die lebenswichtigen Zentren an der Hirnbasis kennenlernt.

Die Sektion des Gehirns. 23

An allen Schnitten durch das Großhirn wird die *Pia,* deren *Verhalten* in den *Windungsfurchen,* das *Rindengrau* und das *Marklager,* der *Ventrikel* und *die* den *Ventrikel begrenzenden* Hirnabschnitte untersucht.

Bei sehr weichen Gehirnen lassen sich die Schnitte (Abb. 9—12) mitunter nicht sämtlich ausführen, man wird dann statt je drei nur

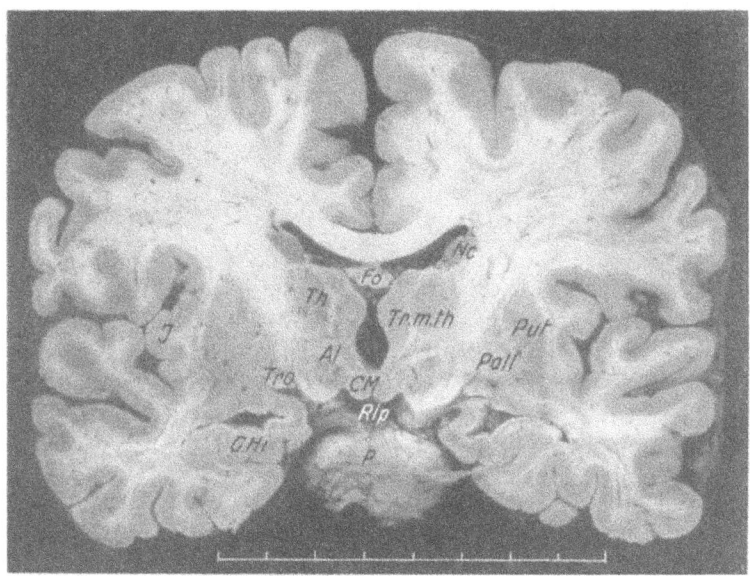

Abb. 12 (Makro 2742). Frontalschnitt durch die Corpora mamillaria. Zwischen den Schnitten der Abb. 11 und 12 beginnt der Thalamus, der schnell an Masse zunimmt. Der obenstehende Schnitt verschafft einen guten Einblick in den Recessus interpeduncularis.

zwei Schnitte legen. Trotz der geringen Entfernung zwischen Schnitt 11 und 11 c ändert sich das Bild des Hirnstamms gewaltig. Der Thalamus opticus nimmt sehr rasch an Größe zu, am basalen Hirnstamm wird die innere Kapsel mächtiger, und es treten weitere Kerne, z. B. das *Corpus mamillare,* der *Nucleus hypothalamicus,* die *Substantia nigra,* der rote Kern, auf.

Abweichungen bei Prozessen der hinteren Schädelgrube. Von der vorstehenden Technik weichen wir dann ab, wenn es gilt, bei Verdacht auf Kleinhirnprozesse mit Verlegungen des 4. Ventrikels oder Verlegung des Aquädukts Einblick in einen Stauungshydrocephalus zu gewinnen und dessen Ursachen zu ergründen. Wir legen das Gehirn wieder auf die Konvexität, präparieren das

24 Unsere Sektionsmethode am frischen und frisch erhaltenen Gehirn.

Zisternensystem wie oben, heben jedoch (an Stelle unseres Pons-Vierhügelschnittes) das Kleinhirn frontoventralwärts hoch und trennen durch einen unmittelbar hinter dem Splenium gelegten Frontalschnitt die occipitalen Partien ab (Abb. 14). Wir erhalten so den Einblick in die erweiterten Ventrikel und können, wie z. B.

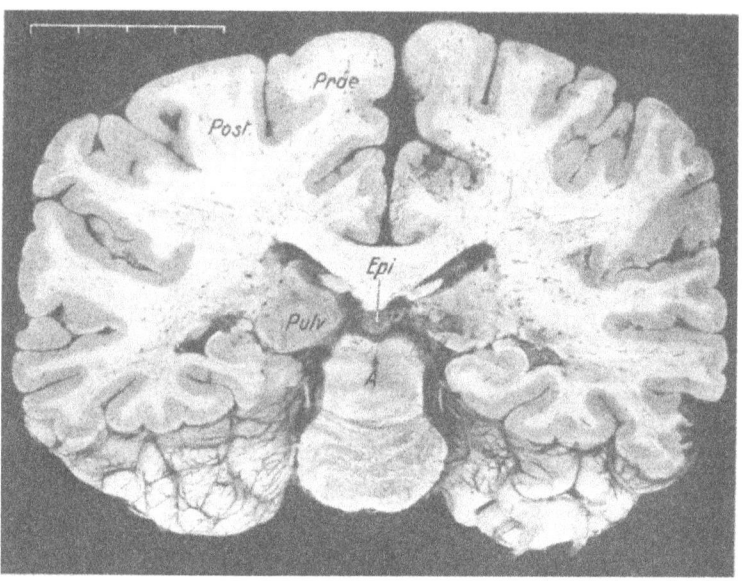

Abb. 13 (Makro 2684). Frontalschnitt in der Ebene unseres ersten Sektionsschnittes entsprechend den Abb. 7 und 8. Pulv. thalami Epi. *a* Aquädukt. Prä. Gyrus präcentrales, *Post.* Gyrus postcentrales.

Bezeichnungen zu Abb. 9—13 außer Abb. 10.

A Aquädukt, *Cc* Corpus callosum-Balken, *Ch* (Chiasma fascicolorum opticorum), *Ci* Capsula interna, *Cl* Claustrum, *Cm* Corpus mamillare, *Coa* Commissura anterior, *Epi* Epiphyse, F_1 obere Frontalwindung, F_2 mittlere Frontalwindung, F_3 untere Frontalwindung, *FM* Foramen Monroi, *Fo* Fornix bzw. Crus oder columna fornicis, *Ghi* Gyrus hippocampi, *Gor* Gyrus orbitalis, *Gr* Gyrus rectus, *I* Inselrinde. *Inf* Infundibulum, *Na* Nucleus amygdale*Nc* Nucleus caudatus, *P* Pons, *Pall* Globus pallidus, *Post* hintere Zentralwindung, *Prae* vordere Zentralwindung, *Pulv* Pulvina thalami, *Put* Putamen, *Rip* Recessus interpedunculare, *S* Schläfenpol, *Sp* Septum pellucidum, *Th* Thalamus *Tro* Tractus opticus, *Tr. m. th.* Traktus mamillothalamicus, *III* 3. Ventrikel.

in Abb. 14b, durch einen senkrechten Schnitt durch das Rautenhirn das Blastom oder den Absceß im Kleinhirn zusammen mit dem dadurch erzeugten Hydrocephalus darstellen.

Der *Verdacht auf einen Hydrocephalus* wird geweckt durch die Abplattung der Hirnwindungen und das mehr oder minder starke Schwappen des Gehirns bei Berührung. Ein umschriebenes Schwappen selbst bei allgemeinem Hirndruck spricht eher für eine

Cyste, während diffuses fortgeleitetes Schwappen den Hydrocephalus andeutet.

Beim Hydrocephalus ex vacuo wird die Hirnrinde eher reduziert sein, weit klaffende Furchen, schmale Windungen zeigen, ein Befund, der keinen Anlaß zur Abweichung von dem gewöhnlichen Sektionsvorgehen gibt.

Ist sich der Obduzent im Zweifel, ob er beim Hirndruck einen Hydrocephalus vor sich hat oder nicht, dann gibt ein Schnitt durch den oralen Ventrikel entsprechend *a* der Abb. 7 a schnell Klarheit.

Versorgung des sezierten Gehirns.

Nach der Sektion läßt man entweder die Scheiben nebeneinander zur Demonstration liegen, oder man legt, wie es bei uns üblich ist, das wieder zusammengelegte Gehirn in einen Zellstoffkranz auf die Konvexität. So kann man jederzeit die Form reproduzieren, und schützt die einzelnen Scheiben vor dem Austrocknen.

Sofern nicht einzelne Scheiben aufgehoben werden, wird das obduzierte Gehirn entweder in dem Zellstoffkranz liegend fixiert oder es wird die frontale und die occipitale Hälfte je aufeinandergelegt und so gewissermaßen der frontale und occipitale Großhirnanteil fixiert (s. u.).

c) Die Sektion des Wirbelkanals, des Rückenmarkes und dessen Entnahme im Zusammenhang mit dem Gehirn.

Bei der Sektion des Wirbelkanals und Rückenmarkes ist zu beachten, daß zunächst die Muskulatur seitlich der Dornfortsätze sorgfältig abpräpariert wird, so daß die gesamte Längsmuskulatur nach oben geschlagen werden kann. Mittels der Doppelsäge, einfacher Säge oder Hammer und Meißel werden die *Wirbelbögen möglichst weit außen* durchtrennt und die Reihe der Dornfortsätze im Zusammenhang gelöst, dann wird die Dura am caudalen Ende durchtrennt und das *Rückenmark in dem Duralsack* entnommen, wobei das Abtrennen der Spinalnerven möglichst weit distal vom Duradurchtritt mit den Spinalganglien vorgenommen werden soll. Bei etwaigen pathologischen Prozessen die einen Zusammenhang zwischen Rückenmarkschädigung und Wirbelsäule vermuten lassen, wird das entsprechende Stück Wirbelsäule mitsamt dem Rückenmark entnommen; ein Verfahren, das sich besonders bei den gutachtlichen Fragen und *Kriegsverletzungen* bewährt hat (s. Anhang S. 45).

Die *Absetzung des Gehirns vom Rückenmark* soll möglichst tief, aber durch einen glatten, senkrecht zur Rückenmarksachse stehen-

26 Unsere Sektionsmethode am frischen und frisch erhaltenen Gehirn.

den Schnitt erfolgen[1]. Die Tiefe des Abtrennens ist von der Zugänglichkeit zu den obersten Halssegmenten abhängig, d. h. von der Weite des Hinterhauptsloches und der Masse der dort liegenden Hirnteile. Sektion des Rückenmarks s. Anhang S. 45.

Besteht der Verdacht auf *Prozesse in der Oblongata oder in dem obersten Halsmark*, dann wird das Rückenmark zusammen mit dem

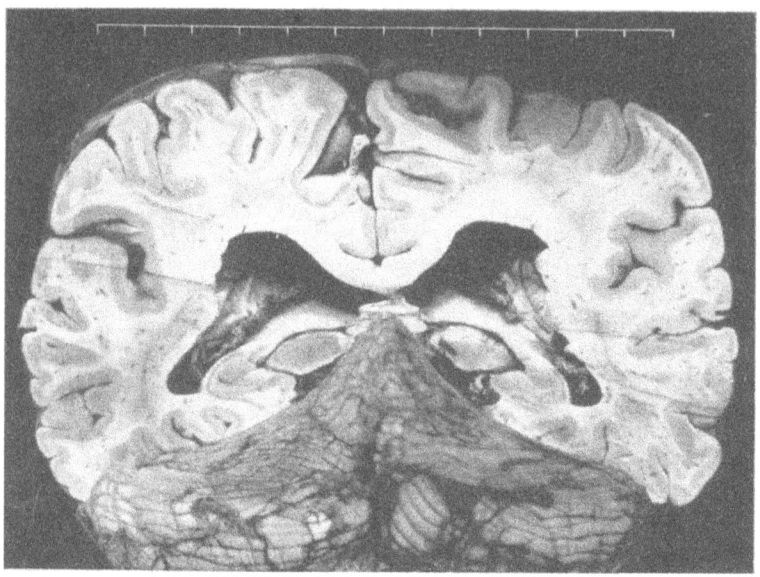

Abb. 14a (Makro 2583). Abweichung von der Sektionstechnik: in der Ebene unseres Brückenvierhügelschnittes wurden hier anstelle desselben der occipitale Hirnmantel durch Frontalschnitt abgetrennt, um in Verbindung mit dem Kleinhirnprozeß (Gewächs) den Hydrocephalus sichtbar zu machen.

Gehirn entnommen, indem man vorher das Rückenmark vollständig im Wirbelkanal in der gewohnten Weise freigelegt hat, um zuletzt die Verbindungen der Hirnhäute im Hinterhauptsloch zu lösen. Das Rückenmark wird durch das Hinterhauptsloch hindurchgezogen.

Besser ist es bei den eben genannten Prozessen, sich ein Bild von den Verhältnissen im Gebiet der Zisterna cerebello-medullaris und ponto-medullaris zu verschaffen, oder Veränderungen am Knochen durch *direkten Einblick* zu klären. Dann wird der Schnitt

---

[1] Von verschiedenen Autoren (wahrscheinlich zuerst von Chiari) wurde zu diesem Zwecke ein langstieliges Messer mit fast rechtwinklig abgebogener schmaler Schneide benutzt.

zur Freilegung des Rückenmarkes bis an die Sägelinie am Occipitale verlängert und aus der Hinterhauptschuppe ein hinreichend breites, dreieckiges Stück (dessen Basis an der Sägelinie, dessen Spitze am hinteren Bogen des Atlas liegt) herausgenommen. Man gewinnt einen guten Überblick über die Verhältnisse in der hinteren Schädelgrube und des obersten Rückenmarkes und kann Gehirn und

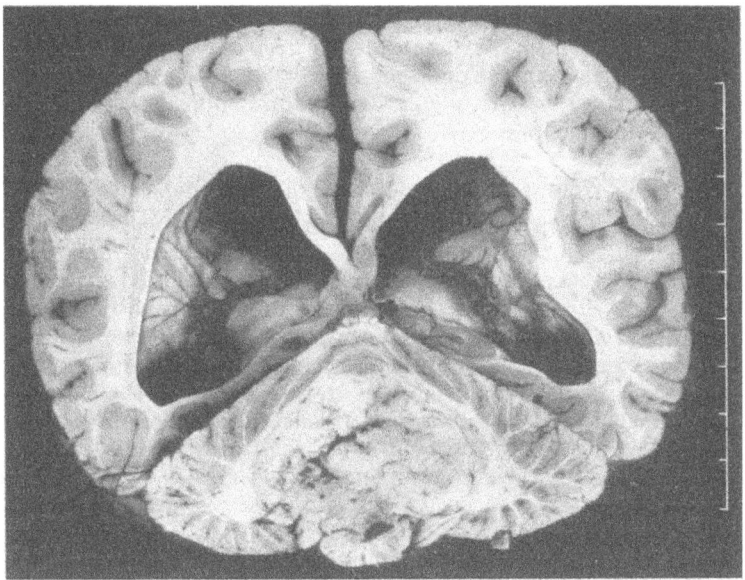

Abb. 14b (Makro 2604). Ein Parallelschnitt zu den vorhergehenden zeigt durch das Kleinhirn das Gewächs des Kleinhirnunterwurms als Ursache des Hydrocephalus.

Rückenmark gemeinsam entnehmen. Bei Frakturen des Dens epistrophei ist dies Vorgehen unerläßlich.

d) Die Sektion des Neugeborenengehirns.

Die kindliche Dura ist der Schädelinnenfläche adhärent und muß an der Kapsel verbleiben. Die Häufigkeit von geburtstraumatischen Zerreißungen und Blutungen wird am besten durch die Methode berücksichtigt, die als Bügel- oder Henkelkorbmethode bekannt worden ist. Von der großen Fontanelle aus wird unter Benutzung der mit Hilfe der Schere 2 cm paramedian nach Eröffnung des Längsblutleiters Knochen nebst Dura, analog unserer Abb. 2, eröffnet, alsdann die Frontoparietal-Naht aufgeschnitten und das Schädeldach vierzipflig auseinandergeklappt. Die Venen und deren Mündungen in den Längsblutleiter sind genauestens zu betrachten, dann werden Schläfen- und Occipitallappen angehoben, um das Tentorium auf Zerreißungen und Blutungen untersuchen zu können.

Gegebenenfalls ist zunächst das Großhirn beidseitig zu entnehmen, um so Falx, Tentorium und Inhalt der hinteren Schädelgrube gemeinsam untersuchen zu können.

Hat das Gehirn eine hinreichende Festigkeit, dann schneiden wir am frontalen Ansatz die stehengebliebene Spange durch, ebenso wie die Falx an der Crista galli und obduzieren auch das kindliche Gehirn wie üblich (s. S. 47).

e) Weitere Maßnahmen am knöchernen Schädel.

Gelegentlich wird es notwendig sein, den *ganzen* Schädel zu entnehmen. Ein Präparationsverständnis wird leicht zum rechten Wege führen. Die Voraussetzung ist die Rücksichtnahme auf die Wiederherstellung der Leiche, d. h. also, die schonendste Behandlung der Weichteile, die möglichst dicht am Knochen abpräpariert werden. Der Ersatz des Schädels erfolgt durch Abformung. Nachdem derselbe hauchdünn eingefettet ist, wird er von einer Gipsform umgeben, in die man von vornherein einen dünnen Draht einlegt (am besten in der medianen sagittalen Ebene), um den Gips leichter aufschneiden zu können. Sowohl des Gewichtes wie der leichteren Formbarkeit wegen empfiehlt es sich, als Ersatzmaterial ein Gemisch von technischem Paraffin und ungereinigtem Wachs zu nehmen. Durch entsprechend gelegte Nähte gelingt es leicht, ein gutes Aussehen des Verstorbenen wieder herzustellen.

Es ist empfehlenswert, den Schädel nicht im Atlanto-occipital-Gelenk abzusetzen, sondern auf der Höhe des 3. Halswirbels. Hierbei wird mit Sicherheit das caudale Zisternengebiet erhalten. Wird am bereits sezierten Schädel nur die *Schädelbasis* benötigt, geht man analog vor (s. Anhang S. 47).

Vielfach genügt es, um Arbeit zu ersparen, daß die Schädelbasis ohne die Frontalia entnommen wird. Wir sägen in diesem Fall 1 cm hinter der Stirnfläche unter Schonung der Augen die vordere Schädelgrube durch, durchtrennen die Ossa zygomatica an ihrem hinteren Ansatz und lösen dann die Schädelbasis leicht heraus. In diesem Fall kann man mit einem roh modellierten Ersatz leicht auskommen.

Die Eröffnung der Nebenhöhlen hat durch *Gräff* einen erheblichen Fortschritt erhalten. Sie ist, wenn man das Hauptgewicht auf das Herausnehmen der Nebenhöhlen legen muß, das zweckmäßigste Vorgehen. Den Blick in die *Keilbeinhöhle* kann man bei Herausnahme der Hypophyse leicht gewinnen (s. oben).

Die Eröffnung der Nasenhöhle geschieht ohne weiteres bei unserer Herausnahme der Schädelbasis; sonst kann sie von oben her am besten nach *Gräff* sichtbar gemacht werden. Die Kieferhöhlen werden ebenfalls bei unserer Herausnahme der Schädelbasis eröffnet. Diese Methode gestattet den weitaus besten und sichersten Einblick.

Schwierigkeiten macht dem Anfänger die Eröffnung des Mittelohres, so daß hierfür eine Anzahl von Methoden angegeben sind.

Soll das *Gehörorgan* im ganzen untersucht werden, so kommt ausschließlich das Herausnehmen desselben in Frage. Man entnimmt das Felsenbein mitsamt dem Proc. mastoideus mittels Sägeschnitten, die sich vor der Felsenbeinpyramide im Clivus treffen, und sägt es dann weiter im Schraubstock mittels einer Laubsäge auf. Man kann schon in situ durch einen Sägeschnitt von dem hinteren Rande des äußeren nach dem vorderen inneren Rand des inneren Gehörganges gerichteten Schnitt das Felsenbein eröffnen und erhält das meist völlig intakte Trommelfell mit einem Einblick in die Paukenhöhle. Die Schnecke ist eröffnet, ebenso wie der Proc. mastoideus. Benötigt man lediglich einen Einblick in das mittlere und innere Ohr, so wird das Dach der Paukenhöhle abgehoben. Beim Neugeborenen kann man mit dem Knorpelmesser die Sutura petro squamosa eröffnen und das Tegmen tympani abheben.

Ich selbst pflege mit einem 3 cm breiten scharfen Meißel, dessen Mitte ich lateral der Eminentia arcuata ansetze, das Felsenbein lamellenartig abzutragen, wobei zunächst die Schnecke angeschlagen wird. Sodann wird schon mit dem 2. Schlag die Paukenhöhle eröffnet und man kann das unverletzte Trommelfell mitsamt dem Inhalt der Paukenhöhle betrachten. Um eine vollkommene Übersicht zu erhalten, schlage ich median vor dem sichtbaren Trommelfell die Basis der Felsenbeinpyramiden ein und trage durch einen Meißelschlag, den ich unterhalb des Foramen acusticum internum ansetze, die Felsenbeinpyramiden völlig ab. Dabei mache ich mir den Carotiskanal und Plexus cavernosus sichtbar.

Nachteil aller Meißelmethoden ist das leichte Splittern des Knochens (s. Anhang S. 47).

Zur *Herausnahme des Auges* im Zusammenhang mit dem N. opticus heben wir mit einem flachen Meißelschlag das Orbitaldach ab, um dann durch vorsichtige Schläge den Canalis opticus von oben zu eröffnen. Alsdann präparieren wir von dem Bulbus das Fettgewebe ab. Indem wir den Bulbus mit einer Pinzette gut gefaßt leicht nach hinten ziehen, schneiden wir mit feiner Schere den Conjunctivaansatz ab, bis wir den Bulbus von seinem Fett- und Bindegewebe befreit haben und lösen dann vorsichtig den N. opticus heraus. Zur Wiederherstellung der Leiche benutzen wir am besten ein passendes Glasauge, das mit feuchtem Zellstoff in seiner Lage gehalten wird.

IV. Anleitung zur Befunderhebung mit Beispielen.

Jeder Befundbericht soll dem Obduzenten selbst jederzeit den *Gang* der Sektion wieder *vergegenwärtigen,* wie dem Leser eine möglichst plastische Vorstellung ermöglichen können. Deshalb hat der Befundbericht dem Vorgehen der Sektion zu folgen und alle Beobachtungen, die während der Sektion gemacht werden können, zu enthalten. Erst die Diagnose gibt die Auffassung des Obduzenten (wie bei der gesamten Körpersektion) bezüglich Haupt- und Nebenveränderungen wieder.

Die nachstehenden Beispiele wurden anläßlich unserer Organbesprechungen niedergelegt. Ich bitte die jungen Kommilitonen, selbst eine markant erscheinende Wendung nicht als eine für den Sektionsbericht etwa unentbehrliche in den Wortschatz aufzunehmen, die etwa in Sektionsberichten wiederkehren müsse (s. S. 48).

Beispiel I.

Diagnose. *Sklerose der Basisgefäße und der Arterien der Konvexität. Besonders starke Lipoidsklerose der rechten Art. cerebr. media. Frische anämische Nekrosen im Gebiet der rechten 2. und 3. Linsenkernarterie mit völliger Erweichung des von ihnen versorgten Gebietes. Altersatrophie der Stirnwindungen. Altersfibrose der Pia. Seitengleicher Hydrocephalus internus. Daumenkuppengroßes parasagittales Meningom rechts, Enostosis frontalis mit erheblicher Verdickung des Schädeldaches.*

Die Kopfhaut ist dicht behaart, beim Durchschneiden von gewöhnlicher Elastizität, leicht vom knöchernen Schädel ablösbar. Dieser sägt sich, besonders in den frontalen Teilen, sehr schwer und läßt sich nur mit Mühe von der Dura abziehen, wobei an den frontalen Partien Teile der Dura hängenbleiben. An diesen Stellen ist die innere Oberfläche des Stirnbeins beetartig erhaben und fest mit der Dura verwachsen. An den parietalen und occipitalen Abschnitten der Dura ist dieselbe glatt und glänzend. Die in der Dura verlaufenden Arterien sind verdickt, zum Teil geschlängelt und haben starke Einpressungen im Schädeldach hinterlassen.

Auf der Sägelinie ist die Calotte in den frontalen Abschnitten bis zu 1 cm dick, die Spongiosa kaum zu erkennen, die unregelmäßige knöcherne, fast elfenbeinharte Verdickung geht von der Tabula interna aus.

In dem Schläfenteil ist der Schädel dünn, in den parietalen und occipitalen Abschnitten unauffällig und die Spongiosa mit roten Markräumen gut von der Tabula int. und ext. abgesetzt. Gegen das Licht gehalten sind die Abdrücke der *Pacchioni*schen Granulationen tief und das Schädeldach hier durchscheinend.

Die Dura selbst ist mäßig gespannt. Der Längsblutleiter enthält ein feines dehnbares rotes Blutgerinnsel.

Beim parasagittalen Anschneiden entleert sich reichlich eine fast klare helle Flüssigkeit. Die Verlängerung des Schnittes bis zur Sägelinie macht nur auf der rechten Seite Schwierigkeiten, wo an der ersten Frontalwindung eine harte Substanz umschnitten werden muß. Der senkrecht zum parasagittalen gelegte Schnitt läßt die 4 Zipfel der Dura von der Innenseite betrachten; sie ist glatt und glänzend mit Ausnahme der frontalen Dura, die sich nicht ohne Defekt vom Knochen lösen ließ und in der Umgebung des Defektes verdickt und innen von stumpfgrauer Farbe ist. Die weichen Hirnhäute sind über der sichtbar gemachten Oberfläche dick und grau, die darunter liegenden Hirnwindungen eher schmäler, mit Ausnahme der verbreiterten Windungen im Gebiet des rechten Stirnhirns.

Nach Durchschneiden des Falxansatzes an der Crista galli wird dieselbe abgezogen, wobei die starke Durchlöcherung der Falx auffällt.

An der Innenfläche der Dura sitzt rechts auf der Höhe der Mantelkante des Gehirns in einer Eindellung zwischen 1. Frontal- und Präzentralwindung ein etwa daumenkuppengroßes, von einer glatten glänzenden Membran überzogenes, kugeliges Gewächs, das in die Wand des großen Längsblutleiters vordringt und dieselbe ein wenig nach innen vorwölbt. Das Gewächs verbleibt an der Dura. Beim Einschneiden ist es faserig derb, auf der Schnittfläche ist der wirbelige Faserverlauf mit bloßem Auge erkennbar, dazwischen liegen kleine leicht opake sandkornähnliche Gebilde, die sich rauh anfühlen.

Die übrige Oberfläche der Konvexität zeigt keine Auffälligkeiten in der Gyration außer einer Verschmälerung der Windungen im Frontalteil des Stirnhirns. Die weichen Hirnhäute sind besonders in den frontalen Abschnitten trübe und überspannen die auffällig tiefen Sulci. Der Medianspalt des Gehirns zeigt keine Besonderheit.

Bei Herausnahme des Gehirns aus der Schädelbasis ist sowohl der Olfactorius wie der Opticus auffällig platt. Die Sella ist gleichmäßig erweitert und abgeflacht. Beim Durchschneiden klaffen die Carotiden weit. Die Hirnnervenabgänge sind ohne Besonderheit. Die Arteria basalis ist stark verdickt und zeigt fleckförmige gelblich-weiße Einlagerungen. Eine Inspektion des Zisternengebietes ergibt nichts Auffälliges. An der Basis des rechten Schläfenlappens sind die Windungen verquollen und verstrichen. Der rechte Gyrus hippocampi ist stark in das Zisternengebiet gedrängt. An dieser Stelle fühlt sich, ebenso wie im Gebiet des Gyrus fusiformis die Hirnsubstanz sehr weich an. Die r. Arteria fossae Sylvii enthält reichlich gelblich-weiße Einlagerungen, ist starr und hart, das Lumen verengt.

Auf den Frontalschnitten durch das Großhirn trifft man schon beim Schnitt vor den Temporalpolen auf eine starke Erweiterung der Ventrikel, die auch auf dem Schnitt vor dem Chiasma deutlich ist. Auf dieser Höhe beginnt rechts eine Schwellung der 3. Frontalwindung, der Inselrinde, der 1. Schläfenwindung und des Hirnstamms, während die basalen Schläfenwindungen und die 1. und 2. Frontalwindung mitsamt ihrem Marklager gut erhalten sind.

Auf dem Frontalschnitt auf der Höhe des Recessus opticus des 3. Ventrikels sinkt rechts das Gebiet der inneren Kapsel am Übergang zum Großhirnmarklager tief ein und ist im Gegensatz zu dem übrigen, auf der Schnittfläche glatt glänzenden Marklager von einer weichen feinbröckeligen Beschaffenheit und von prall gefüllten Gefäßen durchsetzt. Am Übergang der inneren Kapsel zum Pallidum findet sich die stärkste Erweichung mit zahlreichen Blutaustritten. Von der Struktur des Striatums ist nichts mehr zu erkennen. Das Gebiet zwischen Putamen und Inselrinde sowie der Übergang des Marklagers zur inneren Kapsel ist homogen verschwollen, die Rinde gegenüber dem Mark nicht abgrenzbar und von prall gefüllten deutlich hervortretenden Gefäßen sowie einzelnen nicht abstreifbaren Blutpunkten durchsetzt. Auf dem Schnitt vor den Corpora mamillaria ist in dem Gebiet der inneren Kapsel des Pallidum, der Inselrinde und der 1. Schläfenwindung die Hirnsubstanz völlig erweicht, so daß sie auseinanderbricht. Diese Erweichung setzt sich bis auf die Höhe des Gyrus circumflexus fort. Im Abstrichpräparat erkennt man Myelinfiguren neben einzelnen älteren Fettkörnchenzellen.

Im Gebiet des linken Gyrus occipitalis II findet sich eine (auf der Höhe des Spleniumdurchschnittes) markstückgroße gelblich verfärbte Partie mit schmutziger Schwellung der Umgebung. Der Unterschied zwischen Hirnrinde und Marksubstanz ist verwischt.

Der Frontalschnitt durch Pons und Vierhügelgegend zeigt keine Veränderung in den Konturen der Brücke. Beide Kleinhirntonsillen zeigen den deutlichen Abdruck der Verlagerung in das Zisternengebiet im Bereich des Hinterhauptsloches, die rechte wesentlich stärker als die linke. Bei Schnitten durch das Kleinhirn ist das Mark des Nucleus dentatus etwas rötlich verfärbt.

Beispiel II.

Diagnose. *Alte Otitis media links; kirschgroßer Schläfenlappenabsceß mit Durchbruch in das linksseitige Basalzisternengebiet. Alte fibröse Meningitis basalis. Frische eitrige Meningitis im Zisternengebiet und über der Konvexität. Eitrige Entzündung der Plexusplatte und des Ependyms. Kleine alte Erweichungscyste in der linken inneren Kapsel.*

Nach Abhebung des Daches des Schädels, der sich mühelos sägen läßt und mitteldick ist, ist die prall gespannte harte Hirnhaut gut zu übersehen. An ihr fallen lediglich die etwas stärker ausgebildeten Granulationen längs des Sinus longitudinalis superior auf. Dieser ist bis auf einzelne kleine geronnene, aber nicht adhärente Blutpfröpfe nicht auffällig. Nach Eröffnung der harten Hirnhaut liegt der Hirnmantel frei und läßt die stark verstrichenen Windungen erkennen, die von einem feinen grüngelben Belag in der Pia überzogen sind, der sich um den Gefäßverlauf herum etwas verdickt.

Dasselbe Bild zeigt sich auch bei der Herausnahme des Gehirns an der Unterfläche, wobei der grüngelbe Belag von den großen Zisternen an der Hirnbasis sich, allmählich abnehmend, im Gebiet der *Sylvii*schen Furche fortsetzt. Zwischen diesem Belag sind besonders hier grauweiße, mehr flächenhafte Verdickungen auffallend, die alle Zisternen der Basis umhüllen und teilweise verdecken. So überspannt eine sehr derbe Haut die Zisterna cerebellomedullaris und pontomedullaris. Die Abgänge der Hirnnerven sind kaum zu erkennen und ebenfalls von grüngelbem Eiter umhüllt.

Auf der ersten Hirnschnittfläche geht der die Hirnoberfläche überziehende gelbgrüne Belag tief in alle Furchen hinein. Die Hirnrinde ist verbreitert von graurotschmieriger Farbe, jedoch gut abgesetzt. Das Marklager ist feucht, die Blutpunkte bleiben stehen und sind kaum wegwischbar. Die eröffneten Seitenventrikel sind verengt. Die Zeichnung des Hirnstammes ist gut erhalten, die Verhältnisse an der rechten und linken Seite sind gleich.

Auf dem weiteren, unmittelbar vor der Sehnervenkreuzung gelegenen Schnitt liegt im linken Stammhirn (im mittleren Feld der inneren Kapsel) ein pfenniggroßer Herd, der leicht eingesunken ist und scharf abgesetzt gegenüber dem übrigen Stammhirn grau erscheint. Man erkennt mit der Lupe in dem Herd ein feines bälkchenartiges Netzwerk.

Auf einem dritten Schnitt — durch das Infundibulum gehend — ist dieser Herd im Stammhirn nicht mehr zu sehen. Es wird jedoch im Marklager des linken Schläfenlappens ein kreisrunder, schmierig-weicher, von Blutungen durchsetzter Herd sichtbar.

Auf den Durchschnitten ist das Marklager des linken Schläfenlappens voluminöser als das des rechten. In ihm liegt ein zentral erweichter, nahezu kreisrunder Herd. Dieser zeigt auf dem nächsten Schnitt eine gelbgrüne Einschmelzung, die sich bis an die Hirnoberfläche im Gebiet des Gyrus fusiformis hinzieht. Hier zeigt die Pia derbe, graue, mehr oder minder flächenhafte Verdickungen, die von gelblichem Eiter durchsetzt sind. Die Dicke des eitrigen Belages beträgt bis über 1 mm und greift auf die kaum abgrenzbare Hirnrinde über. In weiterem Umkreis sind die Gefäße prall gefüllt. Auf den Frontalschnitten auf der Höhe des Spleniums endet der Herd, dessen größter Durchmesser 2,4 cm war, wie er begonnen hat. Das Marklager des Schläfenlappens und des basalen Occipitalmarkes ist auf dieser Höhe von klebriger Beschaffenheit. Auf dem Schnitt durch die Brücke, das Kleinhirn und die Oblongata ist die Randzone verquollen, sonst die Zeichnung ohne auffällige Veränderungen. In den verdickten Hirnhäuten findet sich derselbe grüngelbe Eiter, der die Hirnnerven eine Strecke weit umscheidet.

Die Zisterna ambiens ist in ihrem dorsalen Scheitelpunkt von den gelbgrünlichen Massen durchsetzt, die sich auf die Tela chorioidea und auf die Plexusplatte fortsetzen. Besonders in beiden Hinterhörnern ist der Plexus von Eiter durchsetzt, ebenso wie sich im Ependym des linken Hinterhorns, das durch besonderen Blutreichtum auffällt, kleine, abstreifbare Eiterbrocken finden. In diesem Gebiet ist das Ependym grauschmierig verfärbt[1].

Die Gefäße der Hirnbasis sind zart und überall gut durchgängig.

An der Schädelbasis sind sowohl an der Dura wie am Knochen keine weiteren Veränderungen festzustellen. Nur im Gebiet der linken Felsenbeinpyramide ist die Dura unterhalb der Eminentia arcuata verdickt und braun gefärbt.

Bei dem Eröffnen des Mittelohres enthält dasselbe ziemlich viel trockne, krümelige, eitrige Massen. Die großen Blutleiter in der hinteren Schädelgrube sind leer.

Die übrigen Nebenhöhlen sind frei.

[1] Der Befund der Basis (vgl. Protokoll I) ist nicht wiedergegeben.

Beispiel III.

Diagnose. *Kapillarreiches Gliom des Aquädukts mit Verlegung desselben, maximaler Verschlußhydrocephalus des 3. und der Seitenventrikel. Starker Hirndruck. Massenverschiebung im Bereich der basalen Zisterne und dem kaudalen Zisternengebiet. Verstärkte Impressiones digitatae an der Schädelbasis, besonders in der mittleren Schädelgrube.*

Der Schädel sägt sich leicht, ist an dem Schläfenteil auffällig papierdünn. Nach Abheben des Schädeldaches ist die Dura prall gespannt. Die Venen schimmern dunkel violett durch. Im Längsblutleiter kleine Thromben, aus den einmündenden Venen hervorragend. Nach Eröffnung der Dura entleert sich keine Flüssigkeit.

Das Gehirn liegt der Dura prall an. Die Hirnwindungen sind an beiden Seiten gleich abgeplattet, die Sulci zu schmalen Spalten zusammengedrängt, in denen die stark gefüllten Venen liegen. Nach Abtrennung der Falx im Medianspalt des Gehirns keine Veränderungen. Die Konsistenz des Gehirns ist fest. Nach Anheben des Stirnhirns erscheint der stark abgeplattete Olfactorius. Das caudale Ende des Gyrus rectus ragt hinter dem Keilbeinflügel pilzartig in das Gebiet der Zisterna chiasmatis, dieselbe ausfüllend, hinein. Der Opticus ist platt, das Infundibulum als ein grauer Trichter stark ausgeweitet, reicht bis tief in die Sella hinein, das Dorsum sellae rückwärts drängend, den Hirnanhang abplattend.

Die weichen Hirnhäute sind im basalen Zisternengebiet derb, grau, trübe und zeigen eingelagerte derbe graue Bindegewebszüge. Der Blick in das Zisternengebiet ist durch die Verdrängung der medianen Schläfenlappenteile gestört. Nach Durchtrennung des Tentoriumansatzes ist die stark vergrößerte Brücke zu sehen, deren Fossa interpeduncularis verstrichen ist. Die Volumenvermehrung der Brücke und der Oblongata erschwert das Abtrennen der caudalen Hirnnerven. Die Eintrittsstelle des Acusticus in das Felsenbein ist trichterförmig erweitert. Kleinhirn und Brücke füllen die hintere Schädelgrube ganz aus. Auf der Höhe des Hinterhauptloches ist das caudale Zisternengebiet von der abgeplatteten Oblongata und den stark ausgezogenen Kleinhirntonsillen ausgefüllt.

Nach Entnahme des Gehirns läßt die Schädelbasis in der vorderen Schädelgrube eine Verbreiterung der Olfactoriusrinne, insbesondere eine flachtrichterförmige Ausweitung der Siebbeingegend erkennen. Die Sella ist weit. Die Processus clinoidei sind gleichmäßig abgeflacht, die Impressiones digitatae sind tief ausgeprägt.

Im medianen Anteil der mittleren Schädelgrube ist die Dura hernienartig in den Knochen, diesen usurierend, vorgewölbt (angedeutete Hernienbildung). Die Spitze der Felsenbeinpyramide ist abgeplattet, ebenso die Gegend der Eminentia arcuata. Die Sinus der hinteren Schädelgrube sind frei. Die Anordnung der Windungen entspricht dem gewöhnlichen Bild.

An der Hirnbasis wird das Gebiet der Zisternen präpariert und die Art. cer. med. bis in die Fossa Sylvii freigelegt. Beide Art. carotes int. stark erweitert, sonst sind die Gefäße an der Hirnbasis zart. In seinem hinteren Abschnitt zeigt der Gyrus hippocampi beiderseits gleichmäßig seine Verdrängung in das Zisternengebiet und füllt dasselbe gleichmäßig aus (Abb. 2).

Nach Abtrennen des Hirnstammes durch den Schnitt durch Brücke und hintere Vierhügel ist der Aquädukt stark, auf Bleistiftdicke, erweitert.

Caudalwärts ist er nicht durchgängig.

Zu der Abtrennungsfläche parallel gelegte Schnitte treffen im Gebiet des Velum medullare anterius auf ein derb graurotes Gewebe mit starkem Gefäßreichtum. Dieses zeigt eine enge Verbindung mit dem Ependym des 4. Ventrikels, den es stark auftreibt und völlig ausfüllt. Es ragt oralwärts in den Aquädukt, der hier gewissermaßen blind endet. Durchschnitte auf der Höhe des Nucleus dentatus zeigen das im ganzen pflaumengroße Gewächs in einem Durchmesser von fast 3 cm. Die anliegenden Kleinhirn- und Oblongatapartien sind auseinandergezogen und flachgedrückt. Dementsprechend ist der Querschnitt dieses Organes verzogen. Das Gewächs endet mit einem Zapfen, der in die Zisterna cerebello-medullaris hineinreicht.

Bei Frontalschnitten durch das Gehirn sind die Seitenventrikel stark erweitert. Sie reichen fast bis an den Frontalpol. Der Balken ist dünn und ausgezogen, der Nucleus caudatus abgeplattet, das Septum pellucidum ist dünn und durchlöchert. Die Foramina Monroi interventricularia sind doppelbleistiftdick. Die Wand des Infundibulums und des basalen dritten Ventrikels, ist erweitert und hauchdünn.

Die Hirnsubstanz ist fest, feucht, eher etwas glänzend. Abgesehen von den durch den Hirndruck bedingten Erscheinungen wie Abflachung der Windungen und der Stammganglien ist Struktur und Farbe der Hirnsubstanz ohne Auffälligkeiten.

V. Untersuchungsmethoden am frischen Gehirn.

a) Der Nachweis des Eisens. Bestimmte Hirngebiete, wie der Globus pallidus, der retikuläre Teil der Substantia nigra, der Nucleus ruber und der Zahnkern im Kleinhirn, geben eine, im zunehmenden Alter sich verstärkende Eisenreaktion. Schon bei der Betrachtung mit bloßem Auge fällt die rötliche Färbung dieser Hirnpartie auf. Makroskopisch wird die Eisenreaktion nach *Spatz* durch Einlegen des gesamten Schnittes in gelbes Schwefelammon ausgeführt.

Dieselbe Methode ist auch zum Nachweis des bei der progressiven Paralyse auftretenden Eisens (sowie des bei dem Blutzerfall entstehenden Hämosiderins) anwendbar.

Mittels sauberer Glasinstrumente werden die durch Schwefelammon geschwärzten Teilchen (bei der Paralyse das adventitielle Gewebe) auf einen Objektträger gebracht, mit einem Tropfen destillierten Wassers bedeckt, zerzupft und mit dem Deckglas eingedeckt. Das in den adventitiellen Infiltraten gelegene schwarze Schwefeleisen ist deutlich unter dem Mikroskop zu erkennen. Ebenso läßt sich das Zerfallseisen am Rande alter Blutungen nachweisen.

Orth war schon vorher so vorgegangen, daß er am frischen Präparat die Berlinerblaureaktion anstellte. Das ebenfalls mit Glasnadeln entnommene Gewebsstück wird zerzupft, mit 3% Kal.-ferrocyanatlsg. versetzt, das Deckglas aufgelegt. An die eine Schmalseite des Deckglases legt man angefeuchtetes Filtrierpapier, während auf der entgegengesetzten Seite einige Tropfen konzentrierte Salzsäure an den Rand des Deckglases gebracht werden. Bei Durchtritt der Salzsäure durch das Präparat wird das Eisen durch die Berlinerblaureaktion sichtbar gemacht. Bei Entnahme des Materials bedient man sich zweckmäßigerweise einer Lupe.

Bei der heute seltener gewordenen rezidivierenden luischen Meningitis kann es in der Pia und in den äußeren Rindenschichten auch zu perivasculären Eisenablagerungen kommen, ebenso wie bei subduralen Blutungen Blutfarbstoff in der Tangentialschicht der Hirnrinde und in der Ventrikelwand (äußere und innere Oberfläche des Gehirns) gespeichert werden kann. Bei älteren subduralen Blutungen findet sich in der Adventitia der äußeren Rindenschichten ebenso die Eisenreaktion gebendes Blutpigment, jedoch nie an den tiefer in die Hirnsubstanz eintretenden Gefäßen.

b) Die Anwendung des Wasserstoffsuperoxyds. Frische anämische Nekrosen (d. h. die im Absterben begriffenen Gewebspartien), die noch unverändert im Gewebsverband liegen, treten beim Durchschneiden des Gehirns nicht deutlich hervor, während sie bei längerem Liegen infolge Einwirkung des Luftsauerstoffs einsinken und zerfallen. Um diese Spontanreaktion zu beschleunigen und deutlicher darzustellen, übergießen wir die Schnittfläche verdächtiger Partien mit Wasserstoffsuperoxyd und erleben dann den Zerfall frischer Nekrosen, während die Umgebung völlig unverändert bleibt.

c) **Der Nachweis der Fettkörnchenzellen.** Die Fettkörnchenzellen finden sich nach Zerfall der Hirnsubstanz sowohl in der Glia wie bei chronischen Prozessen und länger zurückliegenden Läsionen um die Gefäße herum oder in den Randpartien der Zerfallshöhlen (s. Anhang S. 48).

Durch Zutropfen einer alkoholischen Sudanlösung, wie sie gewöhnlich bei der Fettfärbung benutzt wird, färben sich die Fettkörnchenzellen leuchtend rot.

d) **Die Schnelldiagnose am frischen Schnitt.** Am frischen Schnitt, am frischen Ausstrich und Tupfpräparat hat sich die Schnellfärbemethode mittels einer stark verdünnten Weinsteinsäure-Thionin (*Feyrter*)-Lösung bewährt. Ebenso wie ein unfixierter mit dem Tiefkühlmikrotom geschnittener Gefrierschnitt wird das Quetsch-Ausstrich- oder Tupfpräparat zur Fixierung für 2—3 Min. in Osmiumdämpfe (wenige Tropfen einer 1- oder 2%igen Osmiumsäure auf dem Boden einer fest verschließbaren Cuvette) gebracht. Kurzes Nachfixieren in absolutem Alkohol, Durchziehen durch 96- und 70%igen Alkohol. Reichliches Beschicken des Präparates mit Aqua dest., auf das man einen Tropfen der 1 : 100 verdünnten *Feyrter*-Lösung tropft. Auflegen des Deckglases, Absaugen der überschüssigen Farbe mittels Filtrierpapier *(Klein-Krutina)*.

Diese Präparate haben sich uns zur Feststellung etwa zerfallender Metastasen, des Gewebscharakters der Gliome, sowohl bei der Punktion wie bei der Schnelldiagnose während der Operation bewährt.

Die *Feyrter*-Lösung wird folgendermaßen hergestellt:

Thionin 1,0
Weinsteinsäure 0,5
Aqua dest. 100,0

Zum Gebrauch wird diese Lösung 1 : 100 verdünnt und von dieser Verdünnung 1 Tropfen auf den mit reichlich Aqua dest. bedeckten Schnitt aufgetropft.

Die Fixierung mit Osmiumdämpfen empfiehlt sich, da die fixierten Präparate einen besseren Vergleich mit einem späteren Mikrotomschnitt zulassen und uns gewohntere Bilder geben als die nichtfixierten es tun. Die Nachfixierung mit absolutem Alkohol kann auch unterbleiben (s. Anhang S. 48).

VI. Die Frischerhaltung des Gehirns in situ.

Die leichte Verderblichkeit des Gehirns, zumal bei infektiösen Prozessen, und die Notwendigkeit, bei den Obduktionen meist 24 Stunden zuzuwarten, hatte uns nach einer Methode suchen lassen, um das *Gehirn so frisch zu erhalten*[1], wie es im Augenblick des Todes bzw. im Augenblick der Einlieferung ist. Nach langen Versuchen hat sich folgende Methode am brauchbarsten erwiesen:

15 ccm einer 20%igen Formalinlösung werden durch Nase und Siebbeinzellen in den vordersten Teil der Zisterna chiasmatis injiziert. Wir benutzen zu diesem Zwecke einen Troikart mit Schlauch-Bajonettanschluß für die Spritze. Der Troikart wird leicht in die Nase eingeführt, bis er am hinteren Teil des Siebbeins auf Widerstand stößt und dann möglichst median durchgestoßen. Nach Entfernung des Dornes wird der Bajonettanschluß eingesetzt und langsam die Flüssigkeit ohne jeden Druck injiziert. Um Quellung des Gehirns durch das Formalin zu verhindern, benutzen wir eine isotonische Lösung; die mit 7%igem Karlsbader Salz angesetzte hat sich am besten bewährt. Diese Lösung entspricht in ihrer Konzentration überdies fast der für farbige Präparate angegebenen Fixationslösungen von *Kayserling* und *Jores*, und wir erhalten mit ihr in der Tat für die Sammlung gute farbengerechte Objekte; sie *fixiert nicht*, sondern *konserviert* das Gehirn *nur* so, daß dieses selbst bei längerem Zuwarten die Konsistenz eines frisch nach dem Tode entnommenen Gehirns aufweist. Sie verhindert insbesondere die Maceration durch den Liquor bei höheren Temperaturen. Durch verschiedene Versuche wurde festgestellt, daß bei dieser Konzentration die Lösung überall, auch in den Binnenraum des Gehirns, eindringt (s. Anhang S. 48).

Bei Kontrollen mit gefärbter Konservierungsflüssigkeit ist die Farbkonzentration lediglich an der Basis des Schläfenlappens ein wenig intensiver als im Ventrikelsystem.

Selbst wenn es nicht möglich ist, in den Schädelbinnenraum alsbald post mortem zu injizieren, wirkt das Verfahren, sofort bei den Vorbereitungen zur Sektion angewandt, noch günstig. Auch für Wehrmachtssektionen dürfte es sich deshalb empfehlen, als erste der Vorbereitungen die Injektion auszuführen, um den Schädel zuletzt zu sezieren.

Die Injektion durch die Fissura orbitalis, durch Nacken- oder Lendenstich hat dem Personal mehr Schwierigkeiten gemacht, als die einfache Injektionstechnik durch die Nase. Bei *Kindern* injizieren wir nur 5—7 ccm durch die Fontanelle.

VII. Fixierung, Versorgung des sezierten Gehirns.

1. Die *Fixation in situ* kann im Anschluß an die vorstehend beschriebene Frischerhaltung durch Nachinjizieren stärkerer Formalingemische erzielt werden. Ohne die Vorkonservierung mit

---

[1] Dies ist besonders wichtig, wenn die Studenten etwas sehen und lernen wollen.

isotonischer Lösung würde das Gehirn an der Außenfläche nur derb fixiert werden, um innen zu faulen.

2. Andere Autoren benutzen zur *Fixierung* in situ den Weg *über die Gefäße*. Nach oder ohne Durchspülung des Gefäßsystems mit einer physiologischen (z. B. *Ringer*schen) Lösung wird Formalin oder eine andere Fixationsflüssigkeit in die Carotis interna injiziert. Die Methode hat den Nachteil, daß der Blutgehalt der Gefäße nicht mehr beurteilt werden kann und häufig auch Kunstprodukte entstehen.

3. Soll das herausgenommene Gehirn *unseziert fixiert* werden, dann empfiehlt es sich, an Stelle des Aufhängens an der A. basilaris oder dgl., das Organ auf einen Kranz von Zellstoff mit der Konvexität nach unten so zu legen, daß das Gehirn nirgends den Glasboden berührt. Bleibt das Kleinhirn unseziert am Großhirn, ist doppelt gefaltetes Fließpapier zwischen Occipitalbasis und Kleinhirn zu legen, so daß die Fixierungsflüssigkeit überall Zutritt hat. Empfehlenswert ist ferner, die Ventrikelvorderhörner durch einen seichten Frontalschnitt in einer der später beabsichtigten Schnittebenen (Schnitt *a* der Abb. 7) zu eröffnen, um auch hier der Fixierungsflüssigkeit Zutritt zu gewähren. Das zur Fixierung benutzte Formalin ist möglichst häufig zu wechseln. Soll das Gehirn zum Versand kommen, muß es eine gewisse Festigkeit erreicht haben.

4. Das nach unserer Methode obduzierte Gehirn wird, sofern es fixiert werden muß, folgendermaßen eingelegt: Auf den flachen Boden eines sog. Gehirnglases kommt eine Lage Fließpapier, die mit Formalin bedeckt wird. Alsdann legt man die, durch den Schnitt (entsprechend der Abb. 11c) getrennten Scheiben mit der dieser Schnittfläche entsprechenden Seite auf den Boden des Gefäßes und legt auf diese anschließend die frontalen bzw. occipitalen Scheiben aufeinander, so daß das Gehirn (gewissermaßen in einer Frontalebene geteilt) als frontale und occipitale Hälfte aufbewahrt wird. So schützt man die einzelnen Schnittflächen vor etwaiger Verwerfung. Will man nur einzelne Scheiben konservieren, bedeckt man sie mit Fließpapier und beschwert sie mit einer Glasscheibe.

VIII. Sektion des fixierten Gehirns nach Spatz.

Ist das Gehirn im ganzen *fixiert*, dann läßt sich ohne Gewalt und ohne Gefahr der Zerstörung wichtiger Zusammenhänge die Angleichung des Hirnstammes an die Großhirnachse nicht mehr durchführen. Frontalschnitte, die dann das Mittelhirn und Brückengebiet träfen, führen zu unbrauchbaren Halblängsschnitten. Deshalb

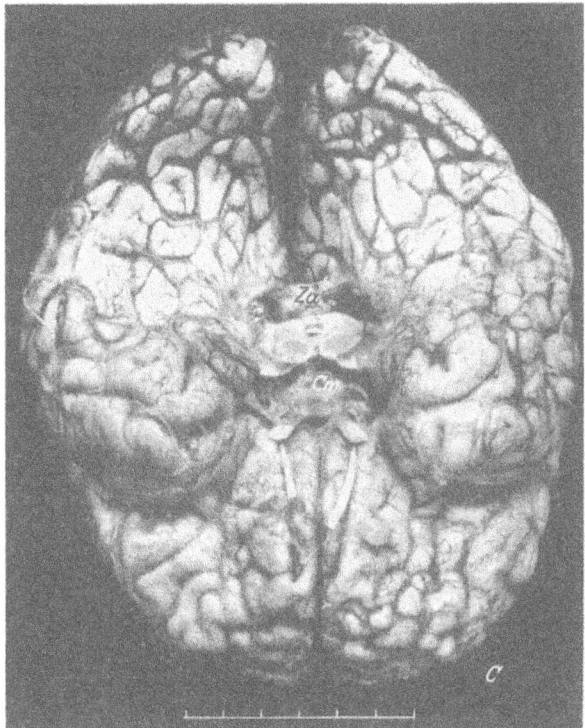

Abb. 15a (Makro 2740).

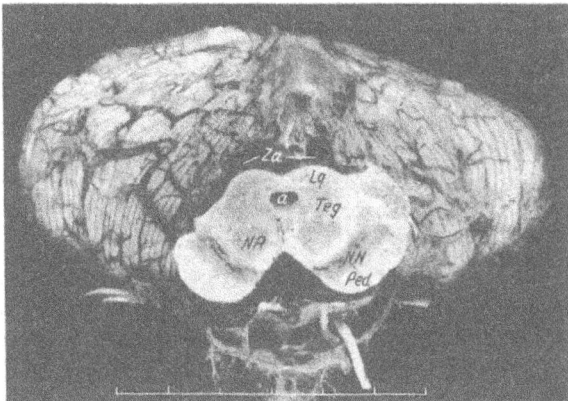

Abb. 15b (Makro 2731). Mittelhirnschnitt nach *Spatz* am fixierten Gehirn. Das abgetrennte caudale Präparat enthält Mittelhirn bis Oblongata und wird durch Schnitte senkrecht zur *Meynert*schen Achse zerlegt. Bilder einäugig betrachten. *Cm* Corpora mamillaria, *A* Aquädukt, *LQ* Lamina quadrigemina, *NN* Nucleus niger, *NR* Nucleus ruber, *P* Fußfaser, *Za* Zisterna ambiens.

ist für das fixierte Gehirn das Vorgehen nach *Spatz* die Methode der Wahl. Man führt an dem auf der Konvexität liegenden Gehirn das Messer über den Corpora mammilaria durch das Mittelhirn (gestrichelte Linie der Abb. 1) in der Richtung auf die vorderen Vierhügel hindurch und trennt das Mittelhirn in seinen oralen Abschnitten (s. Anhang).

Der Schnitt geht direkt durch den Schnittpunkt der Großhirn- und der *Meynert*schen Achse (s. Titelbild). Dadurch wird zwar eine Schnittfläche durch das Mittelhirn gelegt, die mehrfach von den später anzulegenden Frontalschnitten durch das Großhirn getroffen wird, was jedoch am fixierten Gehirn nichts mehr schadet, da der Mittelhirnschnitt sich nicht mehr verwerfen kann.

Spatz verlangt folgerichtigerweise für seine Methode die *mindestens* 10tägige Fixierung des Gehirns.

Es wäre abwegig, einen Gegensatz zwischen dem Vorgehen von *Spatz* und unserer Methode anzunehmen, da *Spatz* ausdrücklich das fixierte Organ für seine Forschungsarbeit fordern muß, während unser Vorgehen am unfixierten (bzw. frisch erhaltenen) Organ am Sektionstisch des täglichen Betriebes und für den Unterricht gedacht ist. Die Zweckmäßigkeit der Methode ist jeweils von dem Zustand des Objekts und der Fragestellung diktiert.

Galen und *Vesalius* lamellierten das Gehirn von oben her, *Varol* suchte die wichtigen Organe an der Basis und ging deshalb anders vor, andere härteten das Gehirn, um die Faserung zu erforschen. Das Vorgehen von *Spatz* gilt der sorgfältigen mikroskopischen Durchforschung des *fixierten* Organs.

Wir wollen dem Kliniker und dem Studenten ein möglichst vollständiges und naturgetreues Bild vom pathologischen Geschehen im Schädelinnern vermitteln und trotzdem die Möglichkeit zu einer mikroskopischen Verarbeitung schaffen.

Man kann im täglichen Sektionsbetrieb nicht jedes Gehirn 10 Tage härten. Bei bestimmten Fragestellungen werden nicht alle Scheiben untersucht werden müssen, aber der Befund des Gehirns muß zumindest makroskopisch ein vollständiger sein, und dies gewährleistet unsere Methode mit Leichtigkeit.

Infolgedessen wird die Hirnforschung von unserem Vorgehen die größten Vorteile haben, und es wäre zu wünschen, daß sich ihm auch die gerichtsmedizinischen Vorschriften anschließen, um eine einheitliche Technik zu erreichen.

IX. Gehirn und Körperorgane.

Es entspricht nicht dem Wesen einer Obduktion, sich auf die Herausnahme des Gehirns zu beschränken. Fast jedesmal, wenn eine derartige Beschränkung aus irgendwelchen Gründen geübt wurde, hatte sie Rückschläge bei der Untersuchung und Beurteilung im Gefolge.

Die Frage, ob *Gehirn oder Körperorgane zuerst* obduziert werden sollen, richtet sich nach Frage und Zielsetzung der Obduktion und etwaig vermuteten Krankheitserscheinungen. Tatsache ist jedenfalls, daß die Vorwegnahme der Körpersektion ein falsches Bild vom Blutgehalt des Schädelinnern gibt, während die Vorausnahme der Hirnsektion zu einem Ausbluten der Venen führen kann. Bestehen über die Art des Vorgehens Zweifel, so bleibt als einfachster Weg die Unterbindung der großen Halsgefäße vom Halsschnitt aus, um die Verhältnisse sicherzustellen. Dieses Vorgehen entspricht den grundsätzlichen Richtlinien bei der Sektion, keine Zusammenhänge zu trennen, ehe dieselben geklärt sind.

Die isolierte Berücksichtigung des Gehirns ist in keiner Weise berechtigt. Die *Auswirkungen des Zentralorgans* auf Körperfunktionen und Lebensvorgänge sind ebenso zahlreich wie die Rückwirkung körperlicher Erkrankungen auf das Zentralorgan.

Bei den Erkrankungen des Gefäßsystems ist die Lokalisation der Veränderungen zu beachten. Bei der Hypertonie kann das Gehirn sowohl Ausgangs- wie Erfolgsorgan sein. Traumen, die das Zwischenhirn getroffen haben, können ebenso wie andere Zwischenhirnaffektionen eine Hypertonie auslösen. Typisch infundibulär-hypophysäre Erkrankungen werden wohl von vornherein die Aufmerksamkeit auf die entsprechende Hirnregion lenken. Symptomatische Erkrankungen des Gehirns finden sich bei den verschiedensten Stoffwechselstörungen. Kleinste Bronchialcarcinome setzen ihre ersten und oft einzigen Metastasen im Zentralorgan. Dasselbe kann bei den sog. Hypernephromen wie bei den Mammacarcinomen der Fall sein.

Der Ausgangspunkt oft nicht diagnostizierter Hirnabscesse braucht nicht immer in den Nebenhöhlen zu sitzen. Andererseits kann ein verkreideter meningealer Tuberkel auch einmal der Ausgangspunkt einer neuen tuberkulösen Aussaat sein.

Die Hirnschwellung als Todesursache infolge der Atemlähmung kann durch cerebrale Schädigung bedingt sein, was lediglich der Schlußakt einer schweren Erkrankung, z. B. bei der Urämie, sein kann.

Kopfschmerzen, deren Bestehen über lange Zeiten des Lebens bekannt sind, können ihre Ursache in einer chronischen, oft schubweise verlaufenden Meningitis oder allergischen Erkrankung unter Mitbeteiligung des cerebralen Mesenchyms haben, oder auf eine Hypertonie zurückzuführen sein. Dauer und Intensität eines intrakraniellen Druckes können am Schädelinnenrelief abgelesen werden.

Soll die Sektion dazu dienen, dem künftigen Arzte eine Vorstellung von den Verhältnissen im Körper zu vermitteln und dem fertigen Arzte Klärung für die von ihm erhobenen Befunde zu geben, so darf kein Symptom unbeachtet bleiben, zum wenigsten müssen die wahrnehmbaren Veränderungen am Zentralorgan im Verlaufe der körperlichen Erkrankungen, sei es des rein symptomatischen miteinbezogen werden, sei es, daß ihre übergeordnete Bedeutung für den Verlauf der Erkrankung erkannt werden kann.

X. Schlußwort.

Die Fachgenossen hoffe ich überzeugt zu haben, daß unsere Sektionsmethode, die den heutigen Fragestellungen der Pathologie des Nervensystems am ehesten entspricht und besonders nach Frischerhaltung (in situ) sowohl für den Unterricht wie für die Befunderhebung am frischen Gehirn die meisten Vorteile bietet, daß sie heute ebenso angezeigt ist, wie es einst *Virchow*s Methode seinerzeit war.

Die jungen Berufskameraden bitte ich, in den für sie besonders herausgehobenen Abschnitten, insbesondere den Beispielen zur Befunderhebung, nur eine Anleitung zu sehen: zum sorgfältigen Betrachten, zum eigenen Schauen, vor allem zum selbständigen Erfassen der Veränderungen des Zentralorgans und seiner Hüllen im Verlauf so zahlreicher krankhafter Prozesse.

Anhang.

Zu S. 9.

Bei den frischen Hirnverletzungen beginnt die aktive Abgrenzung des Schadens von dem Mesenchym der Brückenvenen zwischen weicher und harter Hirnhaut, die zur Bildung des Verlötungsringes um die geschädigten Hirnpartien führt.

Zu S. 26.

Die Sektion des aus dem Wirbelkanal entnommenen Rückenmarks.

Ist der Duralsack mitsamt dem Rückenmark entnommen, dann wird die Dura in der dorsalen Medianlinie aufgeschnitten, ohne das Rückenmark zu verletzen. Nach Orientierung über die einzelnen Abschnitte des Organs, Betrachtung der Weite des Duralsackes, der Rückenmarkshäute, insbesondere in der Umgebung der hinteren Wurzeln, wird das Rückenmark durch senkrecht auf das Organ gelegte Schnitte mit scharfem Messer (nicht quetschen) untersucht. Es ist zwecklos, an einem kadaverös erweichten Organ die Schnitte auszuführen, weil die Rückenmarkssubstanz über die Schnittfläche vorquillt. Das frische Organ läßt sich ebenso, wie das nach unserer Methode frisch erhaltene, sofort gut untersuchen. An ihm lassen sich schon mit der Lupe hinreichend Veränderungen erkennen. Die Strangdegenerationen (Tabes, *Friedreich*sche Ataxie) und die Herde (multiple Sklerose) können mit bloßem Auge wahrgenommen werden.

Häufig ist für die Klinik die *richtige Segmentierung* am herausgenommenen Rückenmark wichtig. Einen Anhaltspunkt gibt nach *Gagel* die Tatsache, daß die letzte breitere hintere Wurzel von oben dem Dorsalsegment 1 entspricht und daß die hintere Wurzel von L 1 meist ein größeres Gefäß enthält.

Zu S. 27.

Die Sektion der Wirbelsäule und des Wirbelkanals bei Verletzungen, insbesondere Kriegsverletzungen[1].

Ein besonderes Vorgehen erfordert die Obduktion der Wirbelsäule bzw. *des Wirbelkanals* und *seines Inhaltes* bei den Kriegsverletzungen. Die übliche Herausnahme des Rückenmarks nach

[1] Mit Bildern Zbl. Path. 1944 ausführlich wiedergegeben.

Durchtrennen der Wirbelbögen zerstört in diesen Fällen wichtige Zusammenhänge. Der Wirbelbogen wird von der Dura entfernt. Das Aufschneiden der Dura von hinten zerstört die oft vorhandenen menigealen Cystenbildungen und Verklebungen. Vor allem aber gewinnt man kein ausreichendes Bild über die Lageverschiebungen im Wirbelkanal selbst und die Verhältnisse am Knochen und Knorpel. Das mediane Durchsägen der Wirbelkörper nach Herausnahme der Dura gibt eine unzureichende Übersicht.

Seit langem wenden wir deshalb folgendes Verfahren an:

Die *Wirbelsäule* wird *im ganzen entnommen*, und, sofern die Injektion zur Frischerhaltung des Gehirns durchgeführt ist, sofort, sonst nach wenigen Tagen Formalinfixierung (auch hier wiederum vorteilhaft Karlsbader Salz-Formalin-Gemisch) paramedian durchsägt. Der Sägeschnitt durchtrennt erst rechts, dann links die *Wirbel*, so daß das *Foramen intervertebrale* und der Duralsack eben stehenbleiben. Er wird also unmittelbar lateral des Duralsackes, ohne denselben zu eröffnen, geführt. Damit haben wir den rechten und linken Teil des Wirbels und das mediane Stück, an dem die harte Hirnhaut Wirbelbögen und Wirbelkörper zusammenhält. Alsdann wird je nach der Verletzung die linke oder die rechte dorsolaterale Seite der Dura eröffnet und die Dornfortsätze ein wenig zur Gegenseite geklappt, wobei man einen ausgezeichneten Überblick über den Subarachnoidalraum, über das Rückenmark, seine etwaigen Fixierungen, Verwachsungsstränge oder dgl. erhält.

Man sieht dann z. B. die gelegentlichen Ausrisse der hinteren Wurzel, die narbigen Verziehungen selbst bei kleinen Einwirkungen, die oft ausgedehnten Cystenbildungen in dem Zisternengebiet, bzw. über den einzelnen Rückenmarksabschnitten. Auch einzelne Veränderungen bleiben dem Auge nicht verborgen. Besonders schön sind diese Bilder bei den Verletzungen der Wirbelsäule selbst, die paramedian aufgesägt, einen vollständigen Überblick über Wirbelkörper und Bandapparat, sowie über die Zwischenknorpel gestattet.

Das Aufsägen geschieht, sofern keine Bandsäge zur Verfügung entweder freihändig oder besser in einem Schraubstock mit möglichst langen Zacken.

Die Methode entspricht den Forderungen, keine Zusammenhänge zu zerstören, ehe diese nicht geklärt sind. Der Arbeitsgang ist einfach und leicht erlernbar.

Für das Studium der Folgeerscheinungen der Verletzungen ist diese Methode unentbehrlich. Sie hat sich u. a. auch bei metastatischen Wirbelprozessen bewährt.

Auf die Methode der Eröffnung der Wirbelsäule von vorne die mitunter zwecks Freilegung der Spinalganglien empfohlen wird, gehe ich nicht ein, da wir bei richtiger Sektionstechnik stets die

Spinalganglien erhalten. Verstorbene, bei denen wichtige Rückenmarksbefunde zu erwarten sind, sollten stets auch bei Anwendung unserer Methode zur Frischerhaltung des Zentralorgans auf den Bauch gelagert werden.

Zu S. 28.

Bei der Sektion des *Neugeborenengehirns* (insbesondere an dem der Frühgeborenen) empfiehlt es sich, nach *Griesinger* die Schädelkapsel mitsamt Gehirn durch einen einzigen Horizontalschnitt zu eröffnen. Für die weitere histologische Untersuchung wird (entsprechend dem Vorgehen *Siegmunds*) die obere Hirnhälfte innerhalb der Kalotte fixiert. Auf diese Weise werden Verletzungen der Konvexitätsmeningen und der empfindlichen Hirnrinde vermieden.

Herausnahme der Schädelbasis.

Nach Abpräparieren der Weichteile, Durchsägen der Jochbögen, Luxieren des Unterkiefers wird unter Anlehnung an die Methode von *Hansemann-Oberdörfer* von hinten her der 3 Halswirbel (an Stelle des Atlanto-occipitalgelenkes der Originalmethode) durchtrennt, die Schädelbasis luxiert und die Basis vom Gesichtsschädel abgesägt, wobei die Nebenhöhlen eröffnet werden. Das Orbitaldach bleibt an der Basis.

Zu S. 29.

Von weiteren Methoden zur *Eröffnung der Nebenhöhlen* sei erwähnt die Schnittführung *Harke*s, der nach Abpräparierung der Gesichtshaut unmittelbar paramedian den Schädel durchsägt, Vomer und Cartilago quadrangularis, sowie die unteren Muscheln beiderseits reseziert und den Zugang zu den mittleren Siebbeinzellen eröffnet.

Gohn-Gennerich legen einen Frontalschnitt vor der Sella durch die Schädelbasis und führen den *Harke*schen Schnitt nur in oraler Schädelbasis durch.

Die *Graeffe*sche Sektionstechnik (modifiziert von *Velten*, Zbl. Path. 66) gestattet die Herausnahme des Rachendaches mit den Halsorganen ohne erheblichen Eingriff und macht dabei die Nebenhöhlen sichtbar.

Ein weiteres übersichtliches einfaches Vorgehen zur Obduktion des Mittelohres gibt *Elbel*, Zbl. Path. 76 an.

Zu S. 30.

Die Beispiele mögen manchem etwas breit erscheinen. Ich selbst achte auf knappe, vollständige Protokolle bei meinen Mitarbeitern.

Die hier gewählte Form hat sich in zahlreichen Kursen als die geeignetste erwiesen, dem wenig Geübten klare Richtlinien für das Beobachten und Protokollieren zu geben.

Zu S. 38.

Die Herstellung der frischen Präparate zum Nachweis der Fettkörnchenzellen geschieht in der Weise, daß das entweder durch Abstrich gewonnene oder mit feinen Nadeln entnommene und auf fettfreiem, sauberem Objektträger zerzupfte Material mit verdünnter Essigsäure aufgehellt wird. Die Fetttröpfchen bzw. Fettkörnchenzellen treten durch ihre Lichtbrechung hervor. Um vor Täuschungen sicher zu sein, muß der Anfänger danach trachten, unbedingt luftblasenfrei zu arbeiten.

"Schnelldiagnose am frischen Schnitt".

Die *oben angegebene Modifikation der von Feyrter* in den Vordergrund (mit Recht) gestellten Einschlußfärbung wenden wir *unter ständiger Beobachtung des Färbevorganges* an. Wir beobachten gewissermaßen den progressiven Ablauf der Färbung unter dem Mikroskop. Der sehr interessante Wechsel der Anfärbung einzelner Gewebsteile, ehe das endgültige Bild bleibt, ist für uns von großer diagnostischer Bedeutung, besonders bei der Schnelldiagnose von Hirngewächsen und anderen krankhaften Prozessen.

Gewiß genügt (worauf auch *Pakesch*, Zbl. Path. 81, S. 206 hinweist) eine einfache 1%ige Thioninlösung oder $\frac{1}{3}$%ige Kresylviolettlösung oder verdünntes *Ehrlich*sches Hämatoxylin für alle einfachen Fälle, doch war für uns die Möglichkeit der Beobachtung des Färbeablaufes maßgebend, die Methode zu fördern.

Zu S. 39, Abs. 2.

Wir gingen zwar ursprünglich von der Vorstellung der Wirksamkeit einer isotonischen Lösung aus, doch scheint es zum mindesten ebenso wesentlich zu sein, daß wir an der empirisch gefundenen 7%igen Karlsbader Salz- 10%igen Formalinlösung eine Flüssigkeit von entsprechender Diffusionsfähigkeit gefunden haben.

Zu S. 42, Abs. 1.

Für den *Mittelhirnschnitt* benutzt *Spatz* ein schmales zweischneidiges Messer, das er in der Medianlinie des Mittelhirns in der angegebenen Richtung durchstößt, um dann nach beiden Seiten zu schneiden. Auf diese Weise gelingt auch dem Ungeübten die glatte Schnittfläche.

GPSR Compliance

The European Union's (EU) General Product Safety Regulation (GPSR) is a set of rules that requires consumer products to be safe and our obligations to ensure this.

If you have any concerns about our products, you can contact us on

ProductSafety@springernature.com

In case Publisher is established outside the EU, the EU authorized representative is:

Springer Nature Customer Service Center GmbH
Europaplatz 3
69115 Heidelberg, Germany

www.ingramcontent.com/pod-product-compliance
Ingram Content Group UK Ltd.
Pitfield, Milton Keynes, MK11 3LW, UK
UKHW022233230426

12048UKWH00017BA/1222